AF325067

UNE

EXCURSION MÉDICALE

EN ALLEMAGNE.

Le congrès des naturalistes et médecins allemands

en 1854.

Goettingue. — Berlin. — Dresde. — Leipzig.

LETTRES ADRESSÉES A M. LE PROFESSEUR TOURDES,

PAR

V. STŒBER,

PROFESSEUR A LA FACULTÉ DE MÉDECINE DE STRASBOURG.

STRASBOURG,

IMPRIMERIE DE G. SILBERMANN, PLACE SAINT-THOMAS, 3.

1854.

PREMIÈRE LETTRE.

LA RÉUNION DES NATURALISTES ET MÉDECINS ALLEMANDS À
GOETTINGUE, EN 1854.

Mon cher collègue,

Il y a longtemps que vous projetez un voyage en Allemagne;
un instant nous avons pensé pouvoir le faire ensemble. Des devoirs d'affection vous ayant appelé ailleurs, j'ai pensé qu'il vous
serait agréable d'apprendre ce que j'ai vu et entendu au congrès
des médecins et naturalistes allemands à Gœttingue, et les renseignements que j'ai pu recueillir sur l'enseignement et la pratique de notre art dans le petit nombre de villes que j'ai visitées.
Je mets donc mon carnet à votre disposition. Je vous préviens
qu'il ne contient que des notes écrites à la hâte entre deux séances,
avant un départ ou pendant qu'entraîné par la locomotive, j'étais
obligé de consigner rapidement ce que j'avais vu, afin de ne pas
être surpris par des observations nouvelles. N'y cherchez donc
aucune prétention à quelque chose de complet, de régulier; vous
n'y trouverez que l'écho de mes impressions dans l'ordre dans
lequel elles se sont produites.

Vous vous rappelez que notre collègue M. STOLTZ devait être de
la partie. Je craignais toujours que des empêchements ne vinssent
contrarier nos beaux projets. Heureusement, chacun a pu arran-
ger ses affaires à temps, et le 16 septembre nous quittâmes Strasbourg pour aller coucher à Cassel.

Les quelques heures de la matinée que nous avons passées
dans cette ville, nous ont permis d'admirer sa situation, ses pro-

menades, ses orangers séculaires qui rivalisent avec ceux de Versailles, enfin sa célèbre *Wilhelmshœhe*, dont le parc mérite la réputation que les touristes lui ont faite.

De Cassel à Gœttingue, la voie ferrée n'est pas achevée. On s'embarque dans une diligence qui, en six heures, nous a menés au but principal de notre voyage.

Ce trajet n'a pu nous paraître long; nous étions en trop bonne compagnie. Les diligences ne transportaient ce jour-là que des membres du congrès. Dans notre compartiment se trouvaient le professeur de géologie NOEGGERATH de Bonn, causeur infatigable, mais spirituel; M. RIED, professeur de chirurgie à Iéna, aussi réservé que son voisin l'était peu; le docteur KALCK de Saarbrück, si voisin de la France, que nous le considérions comme un demi-compatriote. Ces messieurs paraissaient très au courant des hommes et des choses dans plusieurs des universités allemandes. La conversation, entremêlée des saillies et des historiettes de notre vénérable géologue, roula, comme de naturel, sur les facultés de médecine de l'Allemagne et sur la valeur et le sort de quelques-uns de ses professeurs.

C'est là que j'appris la mise à la retraite de M. HEYFELDER père, par suite de dissidences survenues entre lui et quelques-uns de ses collègues à Erlangen; de même que les désagréments qu'on avait suscités au professeur WALTHER à Munich et qui ont dû, plus d'une fois, lui faire regretter sa chaire de Bonn.

La conversation ayant amené le nom de DIEFFENBACH, on raconta que le roi de Prusse, en créant l'ordre du Mérite pour trente savants et trente artistes, désigna DIEFFENBACH comme l'un des membres de l'ordre; mais, ajouta le roi, je ne sais si je dois le mettre sur la liste des hommes de science ou sur celle des artistes; allusion spirituelle à l'une des spécialités du chirurgien de Berlin. Je puis cependant affirmer, *de visu*, que DIEFFENBACH, pas plus que les autres artistes dans ce genre, n'a jamais transformé en Apollons les malades auxquels il a fait des nez ou des paupières.

Des hommes on est passé aux choses. Les établissements scientifiques ont défrayé la conversation. On m'a expliqué pourquoi on faisait plus d'opérations dans la petite clinique d'Erlangen que dans le grand hôpital de Würtzbourg; cela tient à ce que, dans la première, on admet tout malade intéressant, à quelque pays ou commune qu'il appartienne. L'enseignement de la chirurgie serait impossible sans cela dans les petites localités. A Iéna, par exemple, plus de 3000 malades viennent annuellement de la ville, et surtout des environs, à la consultation chirurgicale. Cette policlinique comprend, à la vérité, les maladies des yeux et les affections cutanées.

Mais trève aux conversations; nous voilà arrivés à Gœttingue. Nous nous faisons conduire à l'hôtel, où nous sommes assez heureux de trouver à nous caser. Nous nous installons : il fait nuit. Je ne puis m'empêcher de profiter des dernières heures de la soirée pour aller serrer la main à mon ancien ami BAUM, avec lequel j'avais foulé si souvent les amphithéâtres de DUPUY-TREN, de BOYER, de LAENNEC, et qui m'avait rendu le grand service de m'introduire, en 1826, auprès de MM. WARDROP, LAWRENCE et autres célébrités anglaises.

Je trouvai chez M. BAUM le docteur SPIESS de Francfort, connu par son ouvrage sur les fonctions du système nerveux et par un opuscule plus récent sur l'inflammation. Nous nous rendons ensemble dans le local destiné aux repas en commun. J'y trouve une assemblée nombreuse et des hommes distingués de toutes les branches des sciences naturelles et médicales.

Je vous ai raconté ces petits détails, mon cher collègue, parce qu'ils m'ont amené à faire quelques réflexions sur l'utilité des congrès scientifiques. Je n'ai trouvé de détracteurs de ces réunions que parmi les personnes qui n'y avaient jamais assisté. Ce ne sont pas les séances officielles qui présentent le plus d'intérêt; les lectures, les communications qu'on y fait sont plus tard livrées à l'impression. Ce qu'on ne peut lire, ce sont les discussions privées entre les hommes cultivant la même science et venant de pays divers, discussions qui roulent le plus souvent sur les questions les plus actuelles, sur les tendances des différentes écoles. C'est dans ces réunions qu'on apprécie la valeur du savant; tel auteur gagne à être connu personnellement; ses travaux en acquièrent plus d'autorité; tel autre, au contraire, laisse percer le peu de conscience qui préside à ses recherches.

Et les relations qui s'établissent entre confrères ne sont-elles pas d'une utilité incontestable? Je n'ai assisté qu'à un petit nombre de ces congrès; mais j'avoue que j'y ai noué des relations d'amitié qui me sont chères et utiles. J'y ai toujours puisé, soit des idées nouvelles, soit de nombreuses matières à réflexion.

Le congrès actuel présentait un intérêt de plus par la ville dans laquelle il se tenait. Gœttingue, université illustre, présente dans ses différentes facultés une réunion de célébrités qui, à elles seules, auraient pu défrayer des séances académiques nombreuses. Quand on possède des hommes tels que BAUM, WOEHLER, FUCHS, LISTING, HENLÉ, R. WAGNER, SIEBOLD et tant d'autres encore, on attire à bon droit l'attention du monde savant. Il n'était pas sans intérêt pour nous d'examiner les ressources matérielles dont dispose ce corps enseignant.

La séance d'ouverture du congrès ne devait avoir lieu le 18 qu'à dix heures du matin. Nous avions donc le temps de faire notre visite à l'hôpital.

Ce bâtiment n'a été achevé qu'en 1850. Avant cette époque, les professeurs de chirurgie et de médecine avaient un petit nombre de lits pour l'enseignement clinique dans leur habitation même. La principale salle de malades de Langenbeck sert aujourd'hui de chambre à coucher au professeur HENLÉ. Lorsque M. FUCHS fut appelé à Gœttingue, il mit pour condition à son acceptation qu'on lui donnerait un logement assez vaste pour pouvoir y placer quelques lits destinés à l'enseignement clinique. Et c'est munie de ressources pareilles que Gœttingue lutta si long-temps et si heureusement avec des établissements comme ceux de Wurtzbourg, de Berlin, de Munich! C'est avec une clinique si restreinte que Langenbeck porta si haut sa réputation et celle de son enseignement!

Aujourd'hui, les cliniques privées n'existent plus; l'hôpital contient les cliniques médicales et chirurgicales; l'enseignement obstétrical se donne dans la maison d'accouchements.

L'hôpital est un beau bâtiment ayant vue sur des jardins et sur une cour spacieuse. Les salles ne contiennent que sept à dix lits, disposition avantageuse pour les malades, ma s un peu gênante lorsque le nombre des élèves est considérable. Si sur les 250 étu-diants en médecine que compte la faculté de Gœttingue, il y en a 80 qui fréquentent les cliniques, comme on me l'a assuré, il est certain que les deux tiers restent dans les corridors.

Chacune des cliniques a 80 lits: les maladies syphilitiques sont traitées dans une division de la clinique interne.

En arrivant à l'hôpital, nous trouvâmes M. BAUM, professeur de chirurgie, qui faisait l'autopsie d'une jeune fille épileptique. Elle était tombée d'une hauteur considérable, s'était fracturé la cinquième vertèbre cervicale, avait été immédiatement paralysée des extrémités inférieures et des muscles thoraciques, et, malgré ces désordres, avait encore vécu deux mois, ne respirant que par le diaphragme. L'autopsie fit voir qu'à l'endroit de la fracture, la partie supérieure de la colonne cervicale avait chevauché au devant de la partie inférieure. La dure-mère était intacte, mais la moelle détruite, soit par déchirure, soit par compression.

Le local dans lequel se font les autopsies est disposé en amphithéâtre ; les élèves sont assis pendant que le professeur leur fait la démonstration nécroscopique.

En traversant avec M. Baum les salles de malades, nous avons été frappés de la fréquence des lupus. On les traite par la cautérisation avec la potasse caustique. Souvent on est dans le cas de faire l'opération de la rhinoplastie ; nous en avons vu trois cas en voie de guérison, dont l'un admirablement réussi.

Deux malades atteints de contractures des fléchisseurs de la jambe étaient traités par l'extension forcée. M. Baum fit remarquer que pendant un temps considérable ces malades conservent une grande sensibilité dans le genou et une impossibilité de marcher.

La salle d'opérations dans laquelle se tiennent les consultations est jolie, mais sa construction a été manquée ; outre les croisées latérales, on a établi un jour d'en haut qui devait tomber sur la table d'opération, mais qui, en effet, n'éclaire que la chaire du professeur.

Nous finissions notre tournée chirurgicale, lorsque arriva le professeur de clinique médicale. M. Fuchs, élève de Schoenlein, auteur d'un grand ouvrage sur les maladies de la peau, autrefois professeur à Wurtzbourg, a été appelé à Gœttingue, il y a une dizaine d'années. Professeur aussi lucide que confrère bienveillant, M. Fuchs fit les honneurs de son service aux médecins étrangers qui étaient venus le voir. La visite fut courte, la matinée avançait. M. Fuchs se sert pour la percussion d'un marteau en fer garni de caoutchouc, avec lequel il frappe sur une plaque d'ivoire ; il n'emploie cet instrument qu'à l'hôpital, parce qu'il donne un son qu'on perçoit à distance, de sorte que les élèves saisissent mieux les données de l'exploration. — Les fièvres intermittentes, autrefois inconnues à Gœttingue, fournissent aujourd'hui un contingent considérable, comme presque partout ailleurs, à la suite des années humides que nous avons traversées. M. Fuchs les traite généralement par une seule dose de quinine de dix grains, suivie de l'administration du fer. —

Le rhumatisme articulaire aigu est combattu par le nitre. — Plusieurs cas de paraplégie existaient dans les salles. M. Fuchs n'admet plus comme autrefois la fréquence de l'atrophie de la moelle comme cause de ces paraplégies.

L'heure de la séance du congrès s'approchait ; il fallut quitter l'hôpital. Chemin faisant, je ne pus m'empêcher de comparer les ressources cliniques de Gœttingue à celles de notre faculté, et je constatai avec satisfaction que sous ce rapport nous étions plus riches que nos collègues. Si dans la pratique médicale il y a des inconvénients à se borner à l'exercice exclusif d'une spécialité, il n'en est plus ainsi dans l'enseignement. Je suis persuadé que les deux professeurs de Gœttingue tirent de leurs services cliniques tout le fruit possible ; mais il est évident que l'enseignement devient bien autrement fructueux pour les élèves, lorsque, comme à Strasbourg, à côté des cliniques médicale et chirurgicale, il y a des cliniques spéciales de maladies vénériennes et cutanées, de maladies des enfants, de maladies des yeux. Les avantages sont si évidents, qu'il faut fermer les yeux pour ne pas les voir, ou être aveuglé par une prévention systématique ou par l'intérêt personnel.

La *séance générale* a lieu dans le bâtiment de l'université. Nous montons un perron, puis un escalier un peu étroit pour les proportions du monument, et nous nous trouvons dans un péristyle ; d'un côté la galerie de tableaux, où l'on avait établi le secrétariat du congrès. Nous y prenons notre carte d'admission et la carte du dîner en commun ; on nous donne en outre, contre la redevance de 2 thalers, payée par chaque membre du congrès, la description de Gœttingue avec gravures, faite à l'occasion de la solennité.

Au centre du péristyle s'ouvre la porte de la grande salle (*aula universitatis*), avec ses colonnes et ses tribunes, ses peintures en style pompéïen un peu chargé et ses portraits du fondateur de l'université et du feu roi.

C'est là qu'on se presse pour entendre les orateurs officiels. Des dames garnissent les tribunes.

La séance est ouverte par le professeur Baum, premier directeur du congrès. Avec une voix bien accentuée et respirant l'aménité inhérente à son caractère, l'orateur exprime aux assistants les remerciments de ses concitoyens pour l'honneur qu'on a fait à Gœttingue de l'avoir choisie comme lieu de réunion. Il explique

très-adroitement comment cette ville a pu si longtemps ne pas
posséder le congrès. C'était un sujet scabreux à toucher ; tout le
monde savait que les médecins et naturalistes de Gœttingue s'é-
taient tenus à l'écart pendant bien des années. Il a fallu l'introduction d'éléments nouveaux dans le corps enseignant de Gœttingue pour faire cesser cet isolement. M. BAUM considère ensuite
la tendance actuelle des différentes sciences et la caractérise en
quelques mots ; il fait voir comment la médecine est portée vers
l'application des sciences physiques et chimiques à l'étude du
corps humain ; il l'approuve et n'en craint pas les écarts, ni l'ex-
cès, car là, où ces sciences nous laisseront en défaut, commen-
cera l'étude des phénomènes purement vitaux. Ces études ap-
profondies ne sont qu'un moyen de plus d'arriver à la connaissance des voies divines. En énonçant ces idées, M. BAUM a été
le véritable interprète de la médecine allemande actuelle. Ce n'est
plus aujourd'hui qu'on oserait produire dans une réunion pa-
reille les rêveries de l'ancienne doctrine des philosophes de la
nature ; voir, scruter, expérimenter ; créer, à cet effet, des labo-
ratoires, des instituts physiologiques, c'est là ce qu'on fait dans
les vingt universités allemandes. Ils ne craignent pas, ces hommes
si profondément religieux, d'être taxés de matérialisme, parce
qu'ils cherchent à arracher à l'organisme ses plus intimes secrets,
en employant les moyens d'investigation les plus perfectionnés
que la chimie et la physique mettent à leur disposition. Et si
parfois certains professeurs s'égarent et ne considèrent plus
l'homme malade que comme un sujet d'observation, le bon sens,
la nécessité même, empêchent le médecin praticien de tomber
dans ces écarts.

M. R. WAGNER a pris la parole après M. BAUM. Dans un discours qui se ressent du public mélangé auquel il s'adressait, l'é-
minent physiologiste traite un sujet d'anthropologie, *l'unité des
races et l'existence de l'âme*. Il commence par rendre un hom-
mage à BLUMENBACH, qui fut une des gloires de Gœttingue.
J'aurais voulu pouvoir prendre des notes, afin de rendre moins
aride ce que je puis vous dire de cette lecture. La première
partie, relative aux races, est encore empreinte de ce positivisme
que reflète la physiologie actuelle. Après avoir parlé des différentes races, l'orateur conclut que, dans l'état actuel de la science,
physiologiquement parlant, il est impossible de dire si l'espèce
humaine provient d'une seule paire primitive ou de représentants

des différentes races. Dans la première supposition, il est probable que les premiers hommes se rapprochaient du type indo-caucasique.

Passant ensuite à des considérations sur l'existence de l'âme, M. Wagner rapporte qu'un auteur, qu'il n'a pas nommé, mais qu'on nous a dit être M. C. Vogt, a soutenu récemment que l'âme était une abstraction sans réalité et que tout homme qui raisonne arrivera à cette conclusion. La vie morale, les fonctions intellectuelles ne sont alors que des sécrétions du cerveau ; la liberté d'action disparaît, car on arrête aussi peu la sécrétion cérébrale qu'on peut arrêter la fonction des reins. M. Wagner rejette bien loin cette doctrine désolante, qui, malheureusement, a déjà été produite en France ; il la flagelle dans un style de bon goût ; et encore dans cette partie de son discours il a été l'interprète des sentiments unanimes, car en Allemagne, moins que partout ailleurs, une doctrine subversive de toute idée morale ne peut trouver de l'écho.

M. Goeschen de Berlin a entretenu la société de l'*utilité des séances générales* pendant la réunion du congrès. Ce discours ne prête pas à l'analyse. L'orateur a trouvé moyen d'intercaler quelques mots en l'honneur de Papin, auquel on doit l'affluence des étrangers que les locomotives ont amenés à Gœttingue.

M. Lichtenstein de Berlin, l'un des fondateurs du congrès, a complété ce qu'avait dit M. Goeschen. Il a raconté avec la simplicité d'un homme éminent et haut placé dans la science, comment Oken est parvenu à créer ces assemblées, quels en étaient les premiers membres, lorsque, au nombre de seize, ils se sont réunis pour la première fois à Leipzig, en 1824. Alors il n'y avait pas de réunions de sections. Les fondateurs décidèrent, pour échapper à tout soupçon de société secrète, que toutes leurs séances se tiendraient *les portes ouvertes*. Malgré ces précautions, ces réunions étaient alors vues de mauvais œil par les gouvernements, et c'est grâce à la haute position et à l'autorité de Léopold de Buch et probablement de M. Lichtenstein lui-même que le congrès a pu se développer et surmonter ces premiers obstacles.

M. Gümbel de Landau avait choisi pour sujet de lecture le développement de la maladie de la vigne et des pommes de terre. Malheureusement le débit de l'orateur ne m'a pas permis de suivre le développement de ses idées aussi bien que l'honorable membre a suivi celui des maladies qu'il décrit. D'autres personnes n'ont pas été plus heureuses que moi, et je crains d'être injuste envers l'orateur, en disant qu'il paraissait soutenir que le champignon se tenait caché dans la fleur de la vigne et de la pomme de terre et se répandait sous forme de poussière sur toute la plante lors de l'épanouissement de la fleur.

A la suite de cette séance générale, les sections se sont réunies pour fixer la marche de leurs travaux. Dans la section de médecine, les accoucheurs décidèrent qu'ils se réuniraient dans la soirée chez le professeur Siebold pour s'entretenir de sujets afférents à leur spécialité. Cette sous-section a continué à tenir des séances journalières.

Vous savez, mon cher ami, combien peu je suis accoucheur. J'abandonne à M. Stoltz le soin de vous instruire de ce qui s'est fait dans ces réunions obstétricales. Je sais qu'il y a porté le tribut de sa longue expérience.

Mes affections étaient ailleurs; je les ai suivies. Le 19 septembre, les séances particulières ont commencé pour toutes les branches.

La section de physiologie avait divisé ses travaux de manière à permettre aux médecins d'assister aux lectures et discussions anatomo-physiologiques d'un intérêt général, réservant la partie zoologique et l'anatomie comparée pour l'heure à laquelle la section de médecine se trouverait réunie.

M. Huschke, professeur d'anatomie à Iéna, a ouvert la séance par une démonstration sur les *circonvolutions cérébrales*. Il résulte, entre autres, des recherches de M. Huschke que les hémisphères cérébraux sont divisés en partie antérieure et partie postérieure par un sillon. Suivant que ce sillon est vertical ou plus ou moins incliné en arrière, la partie antérieure du cerveau devient prédominante ou perd de sa prééminence. Cette disposition varie dans les différentes classes d'animaux et dans les sexes. Chez l'homme, le sillon est fortement incliné vers la partie postérieure; il en résulte une prédominance de la partie antérieure; le contraire a lieu chez la femme et chez le nègre, rapprochement peu flatteur pour la première. Du reste, ces professeurs allemands ne sont pas aussi *ours* qu'on le croit quelquefois chez nous; témoin M. Huschke, qui s'est prudemment abstenu de toute conclusion et n'a présenté que le fait anatomique. J'aime trop la plus belle partie du genre humain pour ne pas imiter la réserve du professeur de Iéna.

10

M. Luschka, professeur d'anatomie à Tubingue, a exposé
avec une grande lucidité le résultat de longues recherches sur la
*structure de la membrane qui tapisse les ventricules céré-
braux;* question anatomique sur laquelle les hommes les plus
éminents sont loin d'être d'accord. M. Luschka a trouvé une
couche d'épithélium, implantée sur des fibres de tissu conjonctif. Les cellules épithéliales sont vibratiles chez le fœtus et
le nouveau-né; mais chez l'adulte, les cils ont disparu. L'auteur
croit que, dans la vie fœtale, les mouvements de ces cils sont
nécessaires pour favoriser la circulation du liquide encéphalo-
rachidien, qui n'est pas encore activée par les mouvements que
plus tard la respiration imprime au cerveau. En résumé, la membrane qui tapisse les ventricules est un prolongement et une
modification de la pie-mère.

M. le professeur Henlé ajoute quelques mots qui ne pro-
voquent pas de discussion.

Un appareil destiné à mesurer instantanément la richesse du
sang en globules était exposé sur la table. C'est le docteur
Welcker qui en est l'inventeur; il l'appelle *Colorimètre.* L'appareil consiste dans une série d'éprouvettes contenant de l'eau
avec des quantités de plus en plus considérables de sang, de
manière à produire une gradation dans la couleur. En mêlant les
mêmes proportions d'un sang quelconque avec la même quantité d'eau qui sert de base à l'échelle, on jugera immédiatement
par la couleur à quel degré il appartient. On peut cependant ob-
jecter que les globules ne contiennent pas toujours la même pro-
portion de matière colorante, ce qui rend l'appareil infidèle. Il
en sera de même d'une échelle en papiers teints par du sang de
richesse différente M. Welcker rapporte aussi qu'ayant fait
des recherches sur la quantité de sang contenu par des animaux
de différentes classes, il a trouvé cette quantité de beaucoup
inférieure à celle indiquée par Valentin.

Cette communication n'était pas achevée que déjà se réunissait
la section de médecine, sous la présidence du professeur Fuchs.
Il fut décidé qu'on n'admettrait pas de lectures et que les communications ne devaient durer au delà de vingt minutes chacune.

Le premier inscrit, M. le docteur Scharlau de Stettin fait
part à la Société du résultat de ses recherches sur *l'emploi de
l'eau froide,* et insiste particulièrement sur son utilité dans les
engorgements de la rate, du foie et de l'utérus. Nous n'avons

rien trouvé dans ce discours qui n'eût été dit maintes fois déjà ,
et le mieux par M. FLEURY. On n'a rien objecté à M. SCHARLAU,
quoiqu'il fût évident que plus d'un doute s'était élevé dans l'auditoire.

En général, dans ces assemblées, on évite les discussions ;
les rapports personnels sont si bienveillants qu'on n'ose pas se
poser publiquement en adversaire scientifique de l'homme auquel on a serré la main quelques instants auparavant. Les véri-
tables discussions ont lieu en dehors des séances, à table, dans
les réunions de la soirée ; c'est alors que, le verre en main ou
devant une tasse de thé, de petits groupes passent en revue les
travaux de la journée et agitent quelquefois les questions les plus
ardues de la science.

Un respectable praticien de Hambourg, le docteur ZWANCK,
soumet à l'appréciation de la section un *hysthérophore* déjà décrit par lui dans un journal d'accouchement allemand. L'instrument consiste dans un pessaire brisé terminé par une double
tige, réunie à sa partie inférieure par une vis. L'avantage de ce
pessaire est de pouvoir être introduit facilement. Aussitôt qu'il
a passé l'orifice vaginal, on rassemble les deux tiges, l'instrument se déploie. Il a pour but de maintenir l'utérus en place,
ainsi que le vagin, et par conséquent la vessie et le rectum dans
les cas de cystocèle ou de rectocèle vaginale. Il a l'inconvénient
de présenter à son centre une charnière métallique qui se trouve
immédiatement en rapport avec le col de l'utérus qu'elle doit
irriter. Cette charnière et les tiges en cuivre s'oxideront facilement et devraient être faites en argent. Un second inconvénient de ce pessaire est de ne pas présenter de cuvette pouvant
loger le col et la partie inférieure de la matrice ; car l'ouverture
pratiquée dans chaque aile donnerait une mauvaise direction
à la matrice, si on parvenait à engager dans l'une ou l'autre le
museau de tanche.

M. SCHNEEMANN de Hanovre appuie cependant de son autorité l'utilité pratique de cet instrument.

*L'application des expériences chimiques à la médecine pra-
tique* a fait le sujet d'une communication du professeur J. VOGEL
de Giessen. Lorsqu'un homme qui, avant d'être professeur de
clinique médicale, s'était presque uniquement adonné à la mi-
crographie et à l'anatomie pathologique, vient se plaindre de ce
qu'on cultive trop exclusivement l'anatomie pathologique, il faut

que la pratique lui ait démontré les dangers de cette exagéra-
tion. M. Vogel s'est borné à revendiquer pour la chimie pathologique une partie de l'attention, en faisant remarquer que les
expériences chimiques, nécessaires en pratique médicale, deviennent de plus en plus simples et faciles. Il était sur la voie ;
je croyais qu'il allait rompre une lance contre ces professeurs de
clinique qui ne considèrent les malades que comme un sujet
d'observation, qui, après l'avoir retourné en tout sens pour en
tirer ce qui rentre dans leurs idées, ne concluent plus, comme
feu Broussais, à la diète et à l'eau de gomme, mais semblent
paraphraser les paroles d'Ambroise Paré, et lui dire : Je t'ai
examiné, Dieu te guérira.

Vous connaissez trop bien mes doctrines, mon cher collègue,
pour me croire capable de médire des recherches anatomico-
pathologiques, poussées aussi loin que le permettent tous nos
moyens d'investigation. Mais, avant tout, nous devons guérir nos
malades. Je vois donc av c peine s'introduire dans quelques
écoles allemandes une véritable négation de la thérapeutique.
Ils devraient ne pas oublier, ces cliniciens, que les altérations
matérielles *palpables* ne sont qu'un des éléments de la maladie,
et que beaucoup d'autres altérations moléculaires peuvent nous
rester cachées et cependant être dissipées par nos médications.
L'anatomo-pathologiste exclusif tombe souvent dans un défaut
dont doit se préserver le clinicien ; il considère trop facilement
comme incurables des altérations qu'un traitement bien dirigé
parvient à faire cesser. Les exemples sont trop nombreux pour
qu'il faille en citer.

Pardonnez, mon cher ami, cette digression ; mais je ne puis
m'empêcher de déplorer que des hommes, qui ont rendu de
grands services à la science, impriment à de jeunes générations
une direction vicieuse, dont la faculté de Strasbourg, du moins,
cherchera à préserver ses élèves.

Revenons à notre congrès.

M. le docteur Benecke a fait des expériences sur lui-même,
relativement aux effets des *bains de mer*. Il a pesé ses aliments,
ses boissons et son urine. Ses conclusions sont : que les bains de
mer augmentent l'assimilation et la désassimilation, la première
plus que la dernière ; aussi le corps augmente-t-il de poids. Cet
effet est produit tout autant par l'air marin dans lequel on vit,
même sans se baigner, que par les bains eux-mêmes.

Le programme annonçait une communication de M. Dawosky sur la *blennorhagie des femmes et son traitement par le crayon de nitrate d'argent*. J'espérais que ce confrère nous apprendrait quelque chose de nouveau, qu'il nous indiquerait, par exemple, comment on peut reconnaître sûrement une leucorrhée virulente d'un écoulement bénin. J'ai donc été singulièrement désappointé quand j'ai appris que M. Dawosky n'était pas plus avancé que nous, qu'au contraire il se mouvait dans le vague, affirmant qu'il ne recommandait son remède que dans les blennorrhagies ou leucorrhées virulentes, et ne nous indiquant pas à quoi il les reconnaissait. Quant à la cautérisation du col de l'utérus, de son orifice et du vagin, c'est une pratique qui n'est pas nouvelle, mais sur laquelle il y aurait encore des observations nombreuses à recueillir. M. Dawosky n'a jamais vu, après la cautérisation, survenir des écoulements sanguins, des irritations utérines. Vous savez, mon cher collègue, qu'il n'en a pas été ainsi dans le grand service des femmes syphilitiques à Strasbourg. Un élève de la faculté a publié une dissertation sur ce sujet ; et pendant les huit années que j'ai été chargé de cette clinique, j'ai vu survenir à différentes reprises des hémorrhagies, des métrites et même une métro-ovarite qui a obstrué la trompe, ainsi que l'a démontré l'autopsie de la malade, qui, deux années après ces accidents, est venue mourir à l'hôpital d'une fièvre typhoïde. Je ne fais pas le procès à la cautérisation de l'orifice utérin, mais je crois qu'elle exige de la prudence, et que, si M. Dawosky n'a pas encore vu arriver d'accident, cela tient peut-être à ce que son champ d'observation n'est pas assez étendu.

La séance a été terminée par le docteur Eulenburg, qui a entretenu la société du traitement des déviations latérales de la colonne vertébrale. Ce médecin orthopédiste berlinois paraît appartenir à cette classe de gens que les Allemands appellent *Franzosenfresser* (avaleurs de Français). Heureusement, ils ne trouvent plus d'écho dans une société comme l'était celle du congrès de Gœttingue. M. Eulenburg a fait une tirade contre M. J. Guerin ; il a pris parti pour ceux qui, en voulant *démolir*, comme on dit, le rédacteur de la *Gazette médicale de Paris*, ont manqué de supprimer, si la vérité ne surnageait toujours à la longue, les sections sous-cutanées, voir même celle du tendon d'Achille et l'opération du strabisme. M. Eulenburg admet que les déviations ne sont pas dues au rachitisme, mais à un défaut d'antagonisme des muscles du dos ; défaut qui provient de ce que les enfants, par une position vicieuse à l'école, exercent plus certains muscles et les rendent prédominants. Le remède de ces déviations, c'est la gymnastique, telle que l'a instituée le suédois Lind, et au moyen de laquelle on exerce seulement les muscles qui en ont besoin pour reprendre leur première énergie. C'est le même système que M. Heiser a introduit à Strasbourg et dont vous avez pu apprécier par vous-même les heureux résultats sur les enfants de notre hôpital.

La physiologie est la partie de notre science qu'on cultive avec le plus d'ardeur en Allemagne. Aussi trouve-t-on dans la plupart des universités des *instituts de physiologie.* On comprend sous ce nom des établissements qui renferment tout ce qu'il faut, non-seulement pour enseigner la physiologie, mais aussi ce qu'il faut pour faire progresser la science. L'institut de Gœttingue est un bâtiment qui renferme au rez-de-chaussée les collections d'instruments de physique de toute espèce et un laboratoire à l'usage des recherches physiologiques. Au premier se trouvent la grande collection de crânes de BLUMENBACH et des séries de préparations d'anatomie comparée propres à la démonstration des doctrines physiologiques ; plus un amphithéâtre pour les cours, et des cabinets destinés aux travaux des professeurs et surtout aux recherches microscopiques. Dans la cour enfin, nous voyons des chenils et un étang pour la conservation des chiens, des lapins, des grenouilles et autres animaux destinés aux vivisections.

C'est dans cet établissement que nous avait conviés le professeur R. WAGNER pour la matinée du 20. C'est là que le professeur, aussi savant que modeste, avait mis à notre disposition une série de microscopes pour examiner des préparations d'anatomie comparée et humaine soumises à la société par MM. BISCHOFF, GERLACH et TEICHMANN. Je ne mentionnerai que les sujets afférents à notre science.

M. GERLACH a injecté les *canalicules osseux et ceux des dents.* Pour parvenir à injecter les premiers, il faut entourer l'os d'un vernis imperméable, précaution inutile dans la préparation des dents. Si je ne me trompe, M. GERLACH estime le diamètre de ces canalicules à un vingtième de celui du globule sanguin. Quoiqu'il en soit, vue au microscope, cette injection était admirable.

M. TEICHMANN a fait voir des cristaux d'*hématine.* Mais,

ainsi que l'a remarqué M. le professeur HENLE , le nom n'est pas juste, car la matière colorante ne fait que salir ces cristaux qu'on obtient également incolores.

La partie capitale de la séance consistait dans des expériences sur les battements du cœur. A cet effet, deux lapins avaient été attachés à des planchettes ; on avait mis à découvert les nerfs vagues. Pour faire apprécier le nombre des pulsations du cœur à tout un auditoire et pouvoir en faire sentir la diminution ou l'augmentation , M. WAGNER enfonce dans le ventricule une aiguille à acupuncture munie à l'extrémité supérieure d'une petite boule. On rapproche de cette boule une clochette ; l'aiguille étant agitée par les contractions du ventricule, la boule frappe sur la clochette et marque le nombre des pulsations. Nous avons pu compter ainsi 80 pulsations par 15 secondes, par conséquent 320 par minute , ce qu'on ne pourrait compter au moyen du doigt appliqué à la poitrine.

Une seconde aiguille est alors enfoncée dans l'oreillette et mise en rapport avec une seconde clochette ; on aperçoit aisément de cette manière qu'il existe un petit intervalle entre la contraction du ventricule et celle de l'oreillette.

Lorsque, par un coup de marteau frappé sur la table, on effraie l'animal, il y a une suspension momentanée de la contraction du cœur, qui , immédiatement après, bat avec plus de vitesse qu'auparavant.

Lorsqu'on coupe les nerfs vagues, les pulsations deviennent notablement plus fortes ; elles n'ont pas augmenté de nombre , ce qui paraît cependant arriver d'ordinaire.

Une expérience curieuse que M. WAGNER paraît avoir oubliée, quoiqu'il en eût parlé, c'est qu'une fois les nerfs vagues coupés, on peut effrayer l'animal par un coup frappé sur la table, sans que le cœur s'en ressente, l'influence du cerveau sur cet organe étant détruite.

Nous aurions assisté sans nous lasser et pendant bien des heures aux expériences intéressantes et moins connues que M. WAGNER a dû faire pour élucider les nombreuses questions de physiologie qu'il a traitées dans ses ouvrages. L'honorable professeur était sans doute trop occupé pendant le congrès pour pouvoir préparer ces expériences ; d'ailleurs, les nombreux travaux du congrès ne lui permettaient pas de nous retenir plus longtemps.

Nous nous acheminâmes donc vers l'hôtel de l'université pour assister à la seconde séance générale, qui a pour principal objet de désigner la ville dans laquelle se réunira le prochain congrès. Vienne fut choisie sans opposition, et MM. HYRTL et SCHRÖTTER sont nommés directeurs de la réunion de 1855. Ces messieurs remercient la société de son choix et garantissent même l'assentiment et la satisfaction de leur empereur.

Jusque-là tout allait bien; le ciel était pur et sans nuages, du moins celui de la salle; pas la moindre agitation dans l'air, ni dans les personnes, qui pût faire prévoir un orage, et l'on allait sans doute passer aux lectures scientifiques, lorsque M. WAGNER se lève : Nous avons récemment passé, dit-il, par des temps bien malheureux; nous avons vu la dissension s'introduire entre les États et les frères; nous avons été menacés de voir crouler des trônes ou de voir les deux grandes puissances de l'Allemagne tirer l'épée l'une contre l'autre. Ces temps sont heureusement passés; que voyons-nous maintenant? que désirons-nous? Une puissante Autriche, une Prusse ferme, et le reste de l'Allemagne à l'avenant. C'est là une nouvelle forme (licence poétique) de l'unité allemande. Et quel est le véritable représentant de cette unité allemande (par conséquent le chef de toute cette agrégation)? C'est l'empereur d'Autriche. Qui représente dignement l'Allemagne en Orient? C'est encore l'empereur; donc, *vive l'empereur*. Et toute la salle de faire écho. Je me trompe; il y avait un bon nombre de Prussiens, dont quelques-uns devant moi et que je pouvais observer, dont la figure se tirait à mesure que l'orateur parlait et qui, au dénouement, restèrent immobiles; il y en a qui se retirèrent immédiatement.

Quelque temps après, M. GOESCHEN de Berlin demanda la parole et exprima le vœu qu'on laissât de côté la politique, la science étant cosmopolite. M. WAGNER répondit que ce n'était que le protecteur des sciences qu'il avait eu en vue en faisant l'éloge de l'empereur François-Joseph. *E sempre bene.* Mais le coup avait porté, et je ne serais pas étonné que l'assemblée de 1855 ne s'en ressentît. Pour nous autres étrangers, ce petit incident confirmait ce que d'autres symptômes nous avaient appris, à savoir que depuis quelques années, l'Autriche avait gagné les sympathies allemandes, et que l'influence de la Prusse déclinait de plus en plus.

Cet incident étant vidé, M. RECLAM donne lecture d'une note

sur les *causes des grandes épidémies*. Ce sujet tout actuel était bien choisi pour une séance générale. L'auteur a su intéresser même les dames qui assistaient à la séance. Cependant il me suffira d'énoncer les conclusions du mémoire pour faire voir qu'il prêterait à la discussion. Suivant M. Reclam, les grandes épidémies ont toujours été la suite, à Leipzig du moins, des commotions politiques et des changements brusques introduits dans l'alimentation ou les usages du peuple. Dans les siècles antérieurs, nous voyons l'agitation de la réforme être suivie de deux pestes; la guerre de trente ans d'une épidémie qui a duré quatre années. La découverte de l'Amérique, en introduisant dans notre alimentation des changements considérables par l'usage du café, du tabac, etc., a peut-être été cause de la peste observée bientôt après. Enfin, depuis 1807, les commotions politiques ont amené en 1807 et 1813 le typhus, en 1830, 1848 et 1854 le choléra.

M. le docteur Mencke de Pyrmont termine la séance par une lecture que la voix faible de l'orateur ne me permet pas de suivre. J'apprends par le vote qui l'a terminée, que le vénérable confrère propose à l'assemblée de choisir dans son sein trois commissions chargées, la première, de publier une *nouvelle édition de* Pline avec des notes; la seconde, d'aviser à la publication d'un *Journal général allemand d'histoire naturelle et de médecine;* la troisième, enfin, de proposer les mesures nécessaires à la réalisation d'une *pharmacopée unique* pour toute l'Allemagne. L'assemblée ayant été consultée par le président, aucune de ces propositions n'a été appuyée. Ce résultat, je l'avoue, m'a étonné quant à ce qui concerne la pharmacopée. Dans un pays divisé en tant d'États, grands et petits, l'existence d'une pharmacopée particulière pour chaque pays présente de grands inconvénients. Ainsi que l'a dit M. Mencke, lorsqu'à Pyrmont il prescrit à un malade vingt gouttes de laudanum, suivant qu'on cherchera le médicament plus tard à quelques lieues à l'est, au nord, etc., le malade prendra un grain d'opium ou deux grains. Il en est de même de l'acide hydrocyanique et d'autres préparations. Cette diversité dans les choses, qui devraient être uniformes, est moins grave quant à l'argent; elle ne lèse alors que la bourse; mais elle n'en est pas moins gênante. Vous ne croiriez pas, si vous n'aviez déjà voyagé en Allemagne, qu'au bureau du chemin de fer à Gœttingue, on m'a donné un thaler en papier qu'au bureau du même chemin de fer à Hanovre, par conséquent dans

2

le *même* pays, on a refusé d'accepter ! Il m'a toujours semblé
que nos voisins perdaient leur bon sens habituel, dès qu'il s'a-
gissait d'*unité allemande*. En théorie, ils disent alors des choses
comme M. WAGNER, et en pratique, ils ne parviennent pas à
s'accorder ni sur un système monétaire, ni sur une pharmacopée
uniques pour toute l'Allemagne ; ils ne font pas même de tenta-
tive dans ce sens.

Si les Allemands déraisonnent facilement, je leur demande
pardon du mot, dès qu'il s'agit d'unité allemande, et cela frappe
surtout les étrangers non intéressés dans la question, on leur
pardonne facilement cette faiblesse en faveur des grandes choses
qu'ils font pour les sciences. Cette réflexion m'a été suggérée
par la visite que j'ai faite à la *Bibliothèque universitaire* en
sortant de la séance. Je ne parlerai pas de l'ordre, de la bonne
disposition des livres ; ce que je loue surtout, c'est la somme
qu'on y consacre (40,000 fr. par an), c'est la libéralité dont on
use envers les professeurs. Ce n'est pas ici qu'on entendrait dire
à un bibliothécaire : pourquoi acheter des journaux et des livres
en langue étrangère, les élèves ne les lisent pas. Comme si
une bibliothèque n'était faite que pour les étudiants, comme si
l'absence d'un ouvrage n'arrêtait pas quelquefois des recherches
utiles ou n'empêchait les hommes de science de s'y livrer ! A Gœttingue, dès qu'un professeur demande un ouvrage comme essen-
tiel ou comme utile à son enseignement ou à ses travaux, la bibliothèque en fait l'acquisition.

Mais passons à un sujet moins grave, tout en restant dans le
domaine des sciences médicales. Il y avait donc bal le soir. Les
médecins et naturalistes ne dansent pas tous ; mais ils aiment
quelquefois à faire leurs observations. Or donc, les deux professeurs de Strasbourg se rendirent à l'invitation ; ils virent passer
et repasser devant leurs yeux les jeunes naturalistes et les fraîches
Hanovriennes, polquant, valsant, tournant et sautant à qui mieux
mieux. Je ne sais si mon ami STOLTZ était disposé à la critique
ce jour-là ; mais tout à coup il me dit, lui qui doit se connaître en femmes, sous-entendu sous le rapport de la conforma-
tion normale : *Voyez comme toutes ces jeunes filles sont étroites
des épaules !* Je ne pouvais pas recuser une autorité comme celle
de mon collègue, d'autant plus que son opinion était un peu
fondée. C'était d'ailleurs l'énoncé d'un fait anatomique ou an-
thropologique, une question de race ; mais ce fait me paraissait

bien brutal et en tout cas peu galant. Je protestai donc contre sa généralisation et surtout contre son application aux gracieuses filles de nos confrères et amis qui brillaient à ce bal tout autant que leurs pères brillent dans les chaires de chirurgie et d'accouchement.

La nuit n'était pas très-avancée quand je rentrai au logis; j'en profitai pour achever cette lettre, qui vous paraîtra peut-être trop longue déjà.

Puisse-t-elle ne pas vous faire redouter l'envoi d'une seconde épître.

Gœttingue, le 20 septembre 1854.

Votre tout dévoué, V. Stœber.

DEUXIÈME LETTRE.

LA RÉUNION DES NATURALISTES ET MÉDECINS ALLEMANDS A GOETTINGUE, EN 1854 (Suite). — BERLIN.

Mon cher ami,

Je suis enchanté d'avoir terminé ma dernière lettre en sortant du bal. J'ai évité par là, sans le savoir, un grand embarras dans lequel j'aurais pu me trouver, celui de passer sans transition d'une jolie femme à un animal rare. C'est qu'effectivement l'ordre des faits me conduit à vous parler de la section de physiologie, dont la séance du 21 a été ouverte par M. Hyrtl, de Vienne, qui présenta à l'assemblée un animal nommé *clamydophorus truncatus* et dont il n'existe que deux exemplaires en Europe. L'anatomie si curieuse de ce petit animal donna l'occasion à M. Hyrtl de communiquer à la section quelques détails intéressants.

2.

M. Kræmer, de Gœttingue, a reçu de M. Belmontet, à Surinam, plusieurs exemplaires d'une *puce*, à laquelle on donne le nom de *Pulex penetrans*, parce qu'elle pénètre dans la peau. Elle est beaucoup plus petite que la puce ordinaire ; on ne se doute de sa présence qu'alors qu'elle a déjà perforé l'épiderme et qu'elle s'est introduite dans le derme et surtout au-dessous des ongles. Elle s'y développe alors et son ventre peut prendre la grosseur d'un pois. De là des inflammations érysipélateuses, la chute des ongles, si on n'extrait l'animal au plus tôt. M. Kræmer fait voir l'animal et ses crochets sous le microscope.

M. Kræmer profite de cette occasion pour réclamer la priorité quant à la découverte du mâle de *l'acarus scabiei*. Il en a parlé, il y a déjà un assez grand nombre d'années, à la réunion de Kiel, ainsi que les procès-verbaux en font foi, par conséquent avant M. Bourguignon. Il a surtout pu en trouver beaucoup sur la gale de Norwége ; les croûtes de cette gale contiennent une masse d'œufs et d'acarus à des époques diverses de leur développement. Sur dix acarus il y avait un ou deux mâles. M. Bourguignon n'a que le mérite d'avoir décrit d'abord les parties génitales du mâle.

Un de mes voisins allemands, homme grave, me souffla à l'oreille, que c'était là cependant la véritable démonstration !

M. Zencker rattache à ce sujet une communication sur un autre parasite, le *pentastomum*, fréquent en Egypte, et dont une espèce paraît ne pas être rare en Europe, car M. Zencker l'a trouvée 9 fois sur 170 autopsies. A Vienne on l'a observée 5 fois sur 120 cadavres. Ce *pentastomum*, que M. Zencker appelle *denticulatum*, n'a qu'une à deux lignes de longueur ; on l'observe surtout chez les vieillards, quelquefois alors déjà transformé en matière crétacée, sous la capsule de Glisson, dans le lobe gauche du foie. Il y arrive sans doute en perçant les parois de l'estomac.

M. Gurlt ajoute que ce parasite existe à l'état de larve en quantité considérable chez les chèvres. Il occupe d'abord chez elles les ganglions abdominaux, puis le foie, d'où il traverse le diaphragme, arrive dans le poumon et la trachée-artère. Il est expulsé alors et entre probablement dans le corps humain, où la larve se développe.

La section de médecine ayant ouvert sa séance, je ne pus rester plus longtemps ; ce que je regrettai d'autant plus que

M. le professeur Listing commençait déjà à exposer avec clarté les principes généraux de la *géométrie optique.*

M. Ross a observé un cas de *paralysie des extenseurs* d'une extrémité inférieure avec conservation de la contractilité des fléchisseurs de la cuisse. M. Ross parvint à remédier par une machine à l'impossibilité dans laquelle se trouvait le malade de marcher.

Une des communications qui ont le plus vivement impressionné l'auditoire, est sans contredit celle de M. Vogel, *de Munich,* sur le *choléra* qui vient de ravager si cruellement la capitale de la Bavière. On ne peut qu'admirer le zèle de M. Vogel et de ses amis, dont j'ai oublié les noms, qui au milieu d'une épidémie aussi intense que celle-ci, puisqu'elle a tué 2000 personnes en quelques semaines, n'ont pas perdu de vue les intérêts de la science, au fond identiques avec ceux de l'humanité, et ont continué des recherches pénibles dont on attendra avec impatience la publication.

Dans sa communication, M. Vogel touche à toutes les questions relatives au choléra. Ma mémoire ne me retrace dans ce moment que certaines particularités que j'énoncerai sous forme tout à fait aphoristique.

L'administration de Munich a usé envers les malades de toute la libéralité possible. Les médecins pouvaient accorder des secours en argent, des bons de soupe, de viande, des couvertures de laine, etc. Lorsque toutes les ressources manquaient dans le logement, on transportait le malade à l'hôpital. Aussi les médecins étaient-ils partout considérés comme des sauveurs.

Il existe deux espèces d'eau à Munich : l'une vient du dehors au moyen de conduits; l'autre est fournie par des puits. Les individus qui buvaient de la première ont été affectés en plus grand nombre.

L'examen de l'air n'a rien produit. M. Vogel ne dit pas si on l'a examiné en vue de l'ozone. Vous savez que pendant l'épidémie de Strasbourg l'ozonomètre a constamment marqué zéro, et que dès le second jour que l'ozone a marqué 2 et 3, le choléra a brusquement diminué.

Les mouches ne touchaient pas les excrétions cholériques; elles s'en approchaient, puis s'envolaient immédiatement. Le voisinage des latrines près des cuisines était pernicieux; de même hors la ville, lorsque les eaux, provenant d'un tas de fumier situé plus haut, venaient à passer devant une ferme, on était presque sûr que le choléra y ferait des ravages.

Les reins étaient dans le même état que dans le premier et le second degré de la maladie de BRIGHT. L'urée a été trouvée dans le cerveau, la rate, la bile, les muscles, toutes les sé-- reuses. Lorsqu'un malade n'avait pas excrété d'urine pendant quatre jours, il était perdu; de même lo sque la cyanose s'étendait au delà des ongles. Vous vous rappelez qu'il n'en a pas tout à fait été ainsi chez nous, quant au dernier point.

Les femmes grosses sont mortes en grand nombre. Un enfant extrait non vivant, immédiatement après la mort de sa mère, au moyen de l'opération césarienne, présentait dans l'estomac et dans les intestins l'aspect propre au choléra. Les phthisiques sont enlevés très-rapidement, contrairement à ce que soutiennent CANSTATT et ROKITANSKY, qui admettent un antagonisme entre le choléra et la tuberculisation. Le sang cholérique ne rougit pas à l'air.

Quant au traitement, ce sont les vomitifs et les bains chauds simples et sinapisés qui ont rendu le plus de services. De petits fragments de glace calmaient la soif.

M. le docteur SCHARLAU a vu dans le nord de l'Allemagne sept épidémies de choléra. Chaque fois cette maladie avait été précédée peu de temps auparavant d'une épidémie de fièvres intermittentes. On peut prédire que cette année-ci le choléra n'affectera pas le Nord, car les fièvres intermittentes y ont été rares.

Tumeur du larynx. M. DAWOSKY présente une pièce anatomique, sur laquelle on voit dans le larynx une tumeur analogue à un paquet de végétations un peu longues. L'opération proposée fut refusée. L'autopsie a démontré qu'elle aurait pu réussir tout aussi bien que celle pratiquée si judicieusement par notre collègue M. EHRMANN, et décrite dans son bel ouvrage sur les polypes du larynx.

M. ALBERS, de Bonn, dit à ce propos que les polypes ne déterminent pas toujours des accès de suffocation. Quelquefois il se forme une dépression dans laquelle va s'enfoncer le polype lors des mouvements respiratoires; la glotte reste alors libre.

M. WEBER, de Bonn, entretient la société *des tumeurs des os.* Comme pour les autres tumeurs, de même pour celles du système osseux, le microscope ne peut indiquer si elles sont bénignes ou malignes. Le praticien a d'autres signes plus impor--

tants[1]. Les tumeurs varient suivant la partie qui en a été le point de départ : le périoste, le canal médullaire, etc. Sur 500 tumeurs (en chiffres ronds) que M. WEBER a eu l'occasion d'examiner, il y en avait 300 malignes et 200 bénignes. Les malignes sont plus fréquentes chez les hommes, les bénignes, chez les femmes. Sur ce chiffre de 500, il y en avait 105 qui concernaient les os; 64 malignes, 41 bénignes. L'expérience a prouvé que les tumeurs du tissu conjonctif des os peuvent récidiver.

M. HEYFELDER fils expose brièvement la *méthode de* PIROGOFF pour la *résection de l'astragale*, et annonce que M. DIETZ, de Nürenberg, l'a exécutée avec un succès complet. M. ROSER rapporte également un cas, et M. WEBER dit qu'à la clinique de Bonn l'opération a de même réussi. Une discussion est suscitée par M. ROBERT, de Coblence, sur la meilleure direction à donner à la coupe de l'os.

L'opération de la *fistule vésico-vaginale* a fait l'objet d'une communication intéressante de M. le professeur ROSER. Dans ces derniers temps, notre confrère de Marbourg a réussi, dans trois opérations successives, à guérir les malades dans l'espace de quatre jours. Le procédé qu'il a employé lui a été suggéré par M. SIMON, de Darmstadt; il consiste à enlever la muqueuse vaginale tout autour de la fistule, à implanter les points de suture un peu loin, et à serrer fort. Pour faciliter l'opération, M. ROSER fait voir un instrument qui nous a paru ingénieux. C'est une tige, munie à son extrémité d'une petite plaque, qu'on introduit par la fistule jusque dans la vessie. En tournant alors une vis placée à l'extrémité opposée de la tige, la plaque se dédouble, présente la configuration d'un huit de chiffre et devient trop grande pour ressortir par la fistule. On peut alors tirer sur les parties, les rapprocher de l'orifice vaginal sans les blesser, ce qui n'est pas le cas lorsqu'on emploie les pinces.

M. WEBER ayant dit que la méthode du professeur WUTZER, de Bonn, réussissait bien, M. ROSER a répondu que sur 45 cas M. WUTZER n'a obtenu que deux fois la réunion par première intention.

---

[1] C'est une opinion généralement admise en Allemagne, par les micrographes comme par les chirurgiens, que la cellule dite cancéreuse n'a rien de caractéristique, et qu'il y a des tumeurs malignes, dites cancéreuses, qui ne la présentent point.

Quelques membres de la société citent des cas de guérison par des procédés analogues. L'expérience fera voir si ce nouveau procédé est préférable à celui de M. Jobert; je déclare mon incompétence à cet égard.

M. Esmarch raconte un cas curieux de *cholésteatome* développé sur le front, diagnostiqué, quant à sa nature, par le troicart explorateur et le microscope. Cette tumeur ayant produit des symptômes de compression du cerveau, M. Esmarch l'enleva; la dure-mère fut nécessairement mise à nu; le malade guérit et a repris ses fonctions d'instituteur, possédant de nouveau toutes ses facultés intellectuelles.

M. Textor fils engage les chirurgiens à tenter plus souvent qu'on ne le fait la *résection de l'articulation du genou*. Suivant lui, cette opération est moins dangereuse que l'amputation et présente des résultats infiniment plus favorables pour le malade. Personne n'avait plus d'autorité à parler sur un sujet pareil que le fils de celui qui a fait plus de résections qu'aucun autre chirurgien. La présence de M. Textor père donnait plus de poids encore aux opinions du fils.

J'étais étonné que, dans un pays où l'on cultive avec tant de zèle l'ophthalmologie, un congrès médical pût se passer sans qu'il fût question de maladies des yeux. Cela ne devait pas durer. Il y avait là des hommes qui étaient connus par de beaux travaux sur l'oculistique; des professeurs qui enseignent cette partie de la science. Il fut donc convenu qu'on se réunirait en petit comité, à l'issue de la séance médicale proprement dite, pour s'entretenir de quelques sujets d'ophthalmologie. Vous pensez bien, mon cher ami, que je n'étais pas un des derniers à me rendre à la convocation. Je trouvai là vingt-cinq à trente personnes, parmi lesquelles MM. Ruete, Baum, Ritterich, Roser, Coccius, J. Vogel, Gerlach, Heyfelder fils, la plupart connus par leurs écrits. On causa sur différents sujets; il est probable que je ne me les rappelle pas tous. Je vais vous faire connaître brièvement ceux que ma mémoire a conservés.

Nous commençons par admirer, à l'aide du microscope, les belles injections des *vaisseaux de la cornée* faites par M. Coccius. Il ne sera plus permis dorénavant de nier l'existence de ces vaisseaux.

La séance ayant été ouverte, M. Ruete nous a entretenus des *lunettes de Donders* ou *sténopéiques*. Ce sont des verres opaques dans toute leur étendue et percés au centre d'un petit trou. L'expérience a fait voir que les personnes atteintes de taies semi-transparentes centrales voyaient mieux avec ces lunettes qu'avec l'œil nu. M. RUETE dit avoir indiqué ce fait, il y a quelques années, et il prétend qu'il est déjà consigné dans PELLIER DE QUENGSY.

M. RITTERICH a fait remplacer le trou central par une fente, afin que le malade puisse regarder de côté sans tourner la tête. Il me semble que cette modification n'est pas heureuse.

M. COCCIUS propose un nouveau procédé opératoire pour le *ptérygion*, dans le but d'éviter la récidive, si fréquente dans cette maladie. Ce procédé consiste à n'enlever que la portion qui recouvre la cornée et une partie centrale de celle de la sclérotique, de rapprocher ensuite les deux parties latérales par un point de suture. La discussion qui est résultée de cette communication, a prouvé qu'on était d'accord sur la fréquence des récidives et sur la difficulté qu'on éprouve souvent à guérir le ptérygion. Dans un cas désespéré de ptérygion double, j'ai été jusqu'à faire une pupille artificielle; ce qui a réussi.

M. COCCIUS présente ensuite *deux pinces* de son invention. Je suis un adversaire si déclaré de tous ces instruments compliqués dont on surcharge l'arsenal ophthalmologique, que j'avoue n'avoir peut-être pas examiné ceux de M. COCCIUS avec l'attention qu'ils méritent.

M. COCCIUS rend aussi compte de quelques expériences qu'il a faites sur les animaux avec les *mydriatiques*. Il y a des médecins qui emploient ces moyens, non-seulement dans l'iritis, mais aussi dans les inflammations plus profondes de l'œil. M. COCCIUS a instillé de la solution d'atropine dans les yeux de lapins blancs; il a pu voir alors qu'aussitôt que la pupille se dilatait, l'iris s'injectait considérablement. Au bout de vingt-quatre heures, l'injection se dissipe, lors même que la pupille reste dilatée. Dans quelques iritis produites artificiellement, l'instillation d'atropine a quelquefois diminué l'injection, sans doute par le froncement de l'iris et la compression des vaisseaux qui en résultait. Dans la discussion qui a suivi cette communication, une grande divergence d'opinion s'est manifestée. Des autorités considérables ont soutenu l'opportunité des instillations de belladone dans toutes les iritis. J'ai vu avec plaisir que d'autres partageaient ma manière de voir sur l'inutilité de ces instillations dans l'iritis aiguë. Ce moyen augmente alors l'injection conjonctivale et ne dilate jamais la pupille ; cette dilatation ne se fait qu'après que d'autres moyens ont abattu l'acuité de l'inflammation.

Enfin, M. Ruete rapporte qu'il a employé, mais sans succès marqué, *les verres prismatiques*, au moyen desquels MM. Donders et Græfe paraissent avoir guéri des strabismes peu considérables.

Les discussions scientifiques nous avaient empêchés jusqu'alors de visiter quelques établissements qu'il nous importait de connaître. Nous y consacrâmes l'après-midi du 21.

Le *Jardin botanique* est vaste et riche. L'automne est une saison peu favorable pour voir un établissement pareil ; le temps de la floraison des plantes est généralement passé, et l'on profite des vacances pour faire des travaux et des changements qui nuisent à l'aspect de ces jardins. Les serres ne nous ont pas paru répondre à l'étendue du reste de l'établissement.

L'*anatomie* est un beau bâtiment situé à l'entrée de la ville, près du débarcadère du chemin de fer. Elle contient au milieu un amphithéâtre supérieurement éclairé ; c'est là que se font les cours d'anatomie, et la table qui sert aux démonstrations est celle dont se servait Haller. D'un côté de l'amphithéâtre se trouvent les salles du musée d'anatomie ; de l'autre, le cabinet du prosecteur et la salle de dissection. Celle-ci nous a paru petite pour le nombre des élèves qui fréquentent les cours de la faculté. On y dissèque pendant le semestre d'hiver une soixantaine de cadavres, que Gœttingue ne pourrait fournir à elle seule, mais qui sont amenés en majeure partie des environs, et surtout de la ville de Hanovre. Quant au cabinet d'anatomie, il est aussi remarquable par le nombre de ses préparations que par leur netteté. L'alcool y est d'une limpidité parfaite, et les préparations, surtout celles du système nerveux, sont exposées avec tant d'art qu'elles peuvent servir à la démonstration sans être retirées des bocaux.

Le même éloge ne peut être décerné au *musée d'anatomie pathologique* qui se trouve à l'hôpital, dans une salle basse. Le local est sombre, insuffisant ; les pièces sèches sont renfermées ou plutôt entassées dans des armoires non vitrées. Les pièces pathologiques contenues dans des bocaux sont placées de manière à ne pas pouvoir être appréciées par le visiteur.

Notre séjour à Gœttingue approchait de sa fin. Le congrès n'était pas terminé ; les sections devaient encore se réunir le 22, et la séance générale d'adieu était fixée au 23. Mais, en praticiens consciencieux, nous ne voulions pas abandonner nos clients pendant plus de quinze jours, et nous étions trop près de Berlin pour ne pas être tentés d'y passer quelques jours. D'ailleurs, notre but principal était rempli ; nous voulions faire connaissance avec les hommes et les institutions de Gœttingue, et profiter du congrès pour voir de près les principaux travailleurs de l'Allemagne physiologique et médicale. Nous étions pleinement satisfaits.

Je me consolais de ne pas entendre M. Henlé exposer ses travaux sur la structure de la cornée, et M. R. Wagner développer ses idées sur l'anatomie et la physiologie des centres nerveux, en me promettant de les étudier dans le compte rendu des travaux du congrès, que le zèle des directeurs promet de faire paraître bientôt.

C'est par cet ouvrage, mon cher confrère, que vous verrez combien mon compte rendu est incomplet ; mais vous y trouverez aussi mon excuse dans la multiplicité des travaux, dans la tendance très-spéciale de certaines sections et trop étrangère à mes études.

J'ai passé sous silence les travaux de la section d'accouchements, et je n'ai pas même mentionné la section de psychiàtrie, dans laquelle les aliénistes discutaient sur les questions de leur spécialité. Heureusement nous y étions représentés par notre professeur agrégé, M. Dagonet, médecin en chef de l'asile de Stéphansfeld, et qui formait avec M. Stoltz et moi tout le contingent que la France avait envoyé à cette réunion. J'abandonne donc à MM. Stoltz et Dagonet le soin de vous instruire de ce qui s'est passé dans ces sous-sections.

La malle est bien vite faite, les comptes sont réglés, et nous partons par le convoi du soir pour arriver le matin à Berlin. Nous sommes sept membres du congrès dans le même wagon. Ils nous quittent successivement à Hanovre, à Brunswick, à Magdebourg.

Nous nous réveillons le matin au milieu des marais du Brandebourg. L'aspect du paysage a complétement changé ; les montagnes et les collines ont disparu. Après avoir traversé pendant quelques heures ces plaines à perte de vue, avec ses forêts de pins et ses sables, on nous demande le passeport ; nous sommes à Berlin.

D'anciens souvenirs se réveillaient en moi, lorsque je traversais ces larges rues et que je m'établissais dans un hôtel sous les tilleuls. J'avais passé dans cette ville six mois de ma jeunesse ; j'avais profité alors comme jeune docteur des leçons de HUFELAND, HORN, GRÆFE, RUST, pendant tout le semestre d'hiver 1826 à 1827. Je ne retrouvais plus mes anciens maîtres ; mais leur souvenir vit encore dans le cœur de leur élève reconnaissant.

J'avais donc à comparer le Berlin actuel avec le Berlin d'alors, sous le rapport des hommes et des institutions. Les vacances dérangèrent mes calculs. MM. JUENGKEN, ROMBERG, BUSCH, LANGENBECK, GRÆFE, étaient absents. M. SCHOENLEIN ne venait pas à l'hôpital, et l'on me disait qu'au milieu de sa clientèle royale et princière, il était difficile à aborder.

Nous consacrâmes dès lors notre temps aux institutions médicales.

Le *musée d'anatomie* est placé dans le bâtiment de l'université. Il comprend l'anatomie comparée, l'anatomie normale et l'anatomie pathologique. C'est la première qui, par sa collection de squelettes, en occupe la partie la plus considérable. Quelque riche que soit ce musée, il est probablement moins utile à l'enseignement que les collections de pièces anatomiques ou pathologiques qui se trouvent près des salles où se font les cours d'anatomie ou de clinique, ainsi que cela existe à Gœttingue.

J'ai visité avec M. STOLTZ la *maison d'accouchements*. C'est, comme partout en Allemagne, un établissement à part, dans lequel logent le professeur et les élèves sages-femmes, et qui sert de clinique, alternativement, à celles-ci et aux étudiants. Le nombre des accouchements n'y est que de 200 par an. Mais il s'y rattache une policlinique qui fournit 800 accouchements que les élèves en médecine sont appelés à faire en ville. Pour arriver à ce résultat, on met en jeu l'intérêt des sages-femmes de la ville et celui des femmes en couches par une rémunération de quelques francs par chaque accouchement fait par un élève. Si le cas présente quelque difficulté, ce dernier prévient le médecin adjoint de la maternité, qui vient alors l'assister dans son opération.

Vous penserez, sans doute, comme moi, mon cher collègue, que cette institution, si utile aux élèves, pourrait être introduite chez nous sans beaucoup de difficulté, moyennant une dépense annuelle de quelques centaines de francs.

L'enseignement clinique médical et chirurgical se fait dans un petit hôpital qu'on appelle le *Clinicum* et dans le grand hôpital de la *Charité*.

Le *Clinicum* n'est pas remarquable comme bâtiment ; il ne contient qu'une clinique chirurgicale ; mais cette clinique est celle du professeur LANGENBECK. On avait réuni la plupart des malades dans les mansardes, à cause des réparations qu'on faisait dans la maison. Parmi le petit nombre de ceux qu'on n'avait pu évacuer se trouvaient des cas très-intéressants : des blessures graves, des opérés de résection de différentes articulations, des rhinoplasties, des fractures pansées au plâtre, etc.

Dans le même bâtiment, M. ROMBERG donne les consultations médicales et dirige la policlinique.

L'*hôpital de la Charité* renferme le plus grand nombre de cliniques. MM. SCHOENLEIN et WOLFF y ont leurs cliniques médicales, M. JUENGKEN la clinique chirurgicale. Il y existe de plus une clinique des maladies des enfants et une clinique d'accouchements, qui sert alternativement et par semestre aux étudiants et aux sages-femmes.

La Charité avait laissé dans mes souvenirs une impression peu favorable. C'était, en 1826, un vieux bâtiment assez mal tenu, placé au milieu des champs ; et j'avais eu plus d'une fois, pour y arriver, de la neige jusqu'aux genoux ou de la boue jusqu'au-dessus des chevilles. Aujourd'hui la ville a rejoint l'hôpital, et je savais que des améliorations considérables avaient été introduites dans cet établissement. J'étais donc désireux de le voir en détail. Notre bonne étoile nous guida ce jour-là.

Quoique ne recevant que des malades civils, la Charité est sous un régime militaire. A part les professeurs de clinique, tout le reste du personnel médical est militaire. Les médecins en second, les internes, appartiennent à la médecine militaire. Il fallut donc demander au directeur la permission de voir l'hôpital. Ce directeur, M. ESSE, qui n'est pas médecin, en apprenant que nous étions professeurs à la faculté de médecine de Strasbourg, et que nous désirions voir l'établissement même et non des malades, se mit lui-même à notre disposition, et avec une prévenance et une patience dont nous ne pouvons assez nous louer, nous a montré et expliqué, pendant près de quatre heures, tous les détails de construction et d'organisation de son œuvre ; car c'est ainsi qu'on peut appeler la Charité actuelle. C'est

M. EssE qui, après avoir étudié et visité les hôpitaux des principaux pays de l'Europe, a introduit dans l'établissement qu'il dirige tous les perfectionnements que les progrès des sciences ont permis d'appliquer au bien-être des malades. Il a fait de la Charité un hôpital modèle.

Dans ce moment où l'administration hospitalière de Strasbourg songe à nous doter de nouveaux bâtiments, vous auriez certainement eu autant de plaisir que nous, mon cher collègue, à visiter la Charité. Je n'entreprendrai pas de vous dédommager de votre absence par une description qui ne peut se faire avec quelques notes prises à la hâte et avec des souvenirs. Je me bornerai à vous donner une idée sommaire de cet établissement.

Dans un enclos considérable se trouvent, entourés de cours et de jardins et sans ordre symétrique, un certain nombre de bâtiments d'étendue et d'architecture très-diverses. Ce sont : 1º l'*ancienne Charité*, qui renferme les services de médecine, de chirurgie, d'accouchements ; de plus, les services économiques : cuisine, cave, bains ; 2º la *nouvelle Charité*, bâtie il y a une trentaine d'années ; une partie de ce bâtiment constitue l'asile d'aliénés ; une autre est affectée aux syphilitiques et aux galeux ; une troisième est occupée par des prisonniers malades ; 3º la *Charité d'été*, grand bâtiment d'un beau style, placé au milieu des jardins. Elle n'a été achevée qu'il y a deux ou trois ans, et reçoit en été 300 malades de l'ancienne Charité. On en profite pour réparer et badigeonner les salles occupées en hiver. Lors de notre visite, on venait d'évacuer la Charité d'été; nous n'y avons trouvé que huit belles salles vides, bien aérées, et la plus belle salle d'opérations que je connaisse. Elle est éclairée par une immense fenêtre faisant face à la porte d'entrée ; au milieu, la table, et des deux côtés des gradins très-élevés les uns au-dessus des autres, afin que les élèves puissent voir étant assis. Toutes les boiseries sont en érable poli ; c'est simple et de très-bon goût, et surtout on y voit très-bien ; 4º un bâtiment écarté des autres et destiné à recevoir les maladies contagieuses ; 5º une buanderie avec séchoir ; 6º une salle des morts cachée par les arbustes.

La bonne distribution de l'air, de l'eau et du feu, est une condition essentielle d'un établissement hospitalier bien organisé. On ne l'a pas oublié à la Charité. L'air circule librement autour des bâtiments, et, dans les salles, le cube d'air est considérable. Ces salles ne sont pas très-grandes, mais le nombre des lits est très-restreint, il est de 8, 15, et dans les plus grandes de 20. Le renouvellement de l'air se fait par des ventilateurs placés près du plafond dans l'angle des salles et communiquant avec des cheminées d'appel qui ne sont autre chose que des tuyaux placés dans l'épaisseur des murs et provenant des machines à vapeur.

Dans les salles la circulation de l'air n'est entravée par rien ; il n'y a de rideaux ni aux lits ni aux fenêtres ; ces dernières sont garnies de stores intérieurs, doubles même dans les salles des maladies des yeux, afin de pouvoir modérer la lumière. Cette substitution de stores aux rideaux donne aux salles une certaine nudité ; elle me paraît néanmoins avantageuse ; on peut mieux graduer et intercepter la lumière par les stores, et ils ne servent pas de réceptacle à la poussière et aux miasmes, comme peuvent le faire les rideaux.

L'abondance de l'*eau* est un besoin impérieux des hôpitaux. Dans tous ceux qui ont été nouvellement construits, on a cherché à distribuer l'eau dans toutes les parties de l'établissement. On l'obtient au moyen de réservoirs alimentés par des machines à vapeur. La Charité de Berlin consomme plus de 1500 hecto-litres d'eau par jour. Pour pomper cette eau, pour la porter dans les réservoirs sous les combles, afin de pouvoir la distribuer dans les diverses parties de l'établissement, il faudrait un personnel considérable ; la machine à vapeur pourvoit à tout cela. Elle fournit de l'eau froide et de l'eau chaude à toutes les salles, à la cuisine, aux bains, à la buanderie. Elle scie le bois pour toute la maison au moyen d'une scie circulaire, ce qui autrefois occu-pait dix hommes pendant toute l'année. La sciure de ce bois suf-fit pour alimenter le feu de la machine. C'est encore la machine qui donne de la vapeur pour le lessivage et de l'air chaud pour les cheminées d'appel.

Il résulte de cette abondance d'eau que, dans chaque salle de malades, il y a un cabinet d'aisance à l'anglaise et qui mérite son nom d'inodore ; une grande cuvette en cuivre, placée au-dessous de deux robinets à eau chaude et à eau froide et qui sert aux malades et aux infirmiers ; une baignoire sur roulette placée derrière un paravent. Au-dessus de cette baignoire se trouvent également deux robinets donnant de l'eau chaude et de l'eau froide. Un robinet placé à la partie inférieure de la cuve

sert à la vider. Lorsque la baignoire est remplie , on la roule près
du lit du malade. Le bain est-il pris, on la roule de nouveau à
sa place; le robinet inférieur s'adapte à un conduit placé dans le
mur; l'eau s'écoule sans qu'il en tombe une goutte sur le planche . Toutes ces eaux et les matières fécales se versent dans des
tuyaux en fonte placés dans l'épaisseur des murs et qui abou-
tissent à des égouts communiquant avec la rivière.

J'avoue que cette abondance d'eau et les avantages qu'on en
retire m'ont vivement frappé , et je suis persuadé que vous auriez ressenti la même impression.

Le *feu* joue également un grand rôle dans l'organisation d'un
hôpital. Les opinions varient sur le meilleur mode de chauffage
et d'éclairage. A la Charité, on a renoncé complétement au
chauffage par l'a'r chaud, et on l'a remplacé par celui au moyen
de poêles de faïence. On chauffe ainsi les salles et les corridors
qui sont tous fermés par des vitrages. On trouve à ce système
l'avantage de donner une chaleur plus agréable et non irritante
pour les organes respiratoires, et l'on favorise le renouvellement de l'air Le bois et la tourbe servent de combustible.

Pour l'éclairage, on a admis le gaz partout. Dans les salles le
bec de gaz est recouvert d'un globe mat ; la flamme est baissée
durant la nuit. M. Esse nous a dit que des analyses compara-
tives de l'air des salles ont démontré que la combustion du gaz
altérait moins l'air que celle de l'huile. Je ne puis vous dire comment et par qui cette analyse a été faite.

L'ameublement des salles mérite quelques mots. Les couchettes
sont en fer et garnies aux deux extrémités d'une planche en bois
poli, ce qui présente un grand agrément pour les malades.
Chaque lit a sa table de nuit et une chaise de canne, le tout en
bois poli. M. Esse prétend qu'une chaise de canne ne revient
pas beaucoup plus cher qu'une chaise à siége en planche, et le
malade est bien mieux assis. Tout cet ameublement en bois
clair poli , en érable si je ne me trompe, respire un air de propreté et de comfort qui plaît à l'œil.

Il y a dans chaque salle un tableau noir à colonnes, sur lequel
sont indiqués par des barres à la craie les aliments et les boissons de chaque malade. Ces tableaux doivent concorder avec
les relevés écrits et servent, par conséquent, de contrôle au directeur, au médecin et au malade lui-même qui voit ce qu'il doit
avoir.

Mais je m'aperçois, mon cher ami, que j'entre dans de petits détails d'organisation qui me conduiraient trop loin et finiraient par vous ennuyer. Je ne ferai donc que vous indiquer comment on a cherché à suppléer à la charité évangélique des sœurs, en perfectionnant le service des infirmiers. Ceux-ci sont bien payés et très-bien nourris; ils ne sortent jamais de l'hôpital que pour des motifs spéciaux, et, dans les salles d'hommes, il y a toujours un infirmier et une infirmière qui sont mari et femme et qui occupent une chambre placée entre les deux ou quatre salles (suivant le nombre des lits) qu'ils ont à desservir. Ils ne sortent presque jamais de leurs salles; on leur apporte le bois, les aliments, les médicaments; ils n'ont donc qu'à soigner leurs malades. M. Esse se loue beaucoup de cette organisation.

Je renonce à vous parler de l'alimentation; à décrire les celliers qui contiennent des milliers de petites bouteilles cachetées, renfermant une portion de bierre ou de vin; ce qui fait que le malade se croit plus sûr d'avoir une qualité supérieure.

Je me garderai surtout de toucher à la cuisine et à la buanderie, dans lesquelles on a largement usé de toutes les ressources qu'offrait la machine à vapeur, et qui peuvent être citées comme modèles dans leur genre.

Je me hâte donc d'en finir avec la Charité et de remercier l'intelligent directeur des heures qu'il a bien voulu nous consacrer.

Il nous restait assez de temps avant notre dîner pour aller voir *Bethanien*. On donne ce nom à un petit hôpital qui sert de maison mère aux diaconesses de Berlin (sœurs de charité protestantes), et qui, quoique situé dans l'enceinte de la ville, se trouve en dehors des habitations, dans les champs, comme autrefois la Charité.

Bethanien a été créé par des souscript'ons particulières. Il est vrai que le roi a été le principal souscripteur, et c'est lui encore qui a doté l'établissement d'une rente, afin d'empêcher qu'il ne tombe entre les mains de l'administration hospitalière et ne devienne une succursale de la Charité, comme il en a été menacé en 1849.

Rien de plus joli que ce bâtiment; et, lorsqu'on le voit si gracieusement placé au milieu des parterres et des pelouses, on frémit en voyant la ville étendre ses longs bras vers lui, et le menacer, en l'embrassant, de lui faire perdre une partie de son charme.

L'intérieur répond à l'attente qu'avait fait naître l'architecture extérieure. Le vestibule, le réfectoire des sœurs, la chapelle, sont d'un goût parfait, quoique très-simples. Toute la maison est éclatante de propreté.

Cet établissement renferme 30 diaconesses et 250 à 300 malades. Ce n'est au fond pas un hôpital, mais une maison de santé, comme notre établissement des diaconesses à Strasbourg, avec la différence que, chez nous, comme vous savez, le malade peut choisir son médecin, tandis qu'à Berlin les trois médecins de la maison, qui logent dans un bâtiment séparé, sont seuls admis à y donner les soins.

Les malades sont divisés en trois classes. Ceux de la première ont leur chambre ; ceux de la seconde sont à deux dans une pièce ; les malades de la troisième classe sont réunis dans des salles de 6 à 8 lits.

L'ameublement des salles est le même qu'à la Charité. Les lits, dans les salles consacrées aux maladies des yeux, sont arrangés de manière à ce qu'on puisse y adapter quatre montants et des rideaux.

Le cube d'air est partout plus que suffisant. Le renouvellement de l'air se fait d'une manière plus complète qu'à la Charité, et qu'il était facile d'appliquer ici, puisqu'on construisait à neuf. L'air du dehors s'introduit dans des conduits placés au-dessous des parquets, passe ensuite à travers les poêles et arrive chaud dans les salles. En même temps, d'autres tuyaux, sous forme de colonnes élégantes, forment cheminées d'appel. Elles sont chauffées par les poêles et aspirent ainsi l'air des salles par une ouverture qui existe à leur partie inférieure, et le conduisent au dehors par le faîte de la maison.

Les salles et les chambres sont chauffées par des poêles ; les corridors, par la vapeur d'eau. Ces derniers sont seuls éclairés au gaz ; dans les appartements on préfère l'huile.

Trois machines à vapeur distribuent l'eau froide et l'eau chaude dans toutes les parties de l'établissement. La vapeur est utilisée pour la cuisine, pour la buanderie et pour le chauffage des corridors. En un mot, à quelques modifications près, nécessitées par la destination particulière de l'établissement, *Bethanien* présente l'application des mêmes idées qui ont présidé à l'arrangement intérieur de la Charité.

Nous qui, ce jour-là, à force d'étudier la construction et l'aménagement des hôpitaux, étions presque devenus architectes, nous fûmes rappelés à notre rôle de médecins par deux cas très-curieux que nous montra le docteur Ohrtmann, l'un des médecins (*Assistenzartzt*) de Bethanien; ce sont deux individus qui, par suite de nécrose, ont perdu l'un toute la longueur du corps du tibia, l'autre tout l'humérus. Dans ce dernier cas, on a incisé les parties molles, puis on a détaché le périoste qui déjà ne tenait plus guère; on a sorti ensuite tout l'humérus avec ses deux extrémités articulaires, après l'avoir scié au milieu pour en faciliter l'extraction. M. Ohrtmann nous a montré les pièces et les malades. Chez ceux-ci la régénération des os perdus avance, et les membres présentent déjà une consistance très-ferme. Dans le dernier cas, le mouvement des doigts qui était perdu se fait de nouveau.

Notre journée avait été bien employée; nous sentions le besoin de nous reposer, de réfléchir à ce que nous avions vu, et moi de mettre par écrit ces notes que je vous envoie.

En dehors de l'enseignement clinique officiel, il existe à Berlin des enseignements particuliers appuyés sur des consultations gratuites, des dispensaires. Celui qui m'intéressait le plus, vous le concevrez facilement, c'était le dispensaire ophthalmologique du docteur Græfe. Je lui consacrai la dernière matinée que nous passâmes à Berlin.

M. Græfe est un jeune médecin qui s'est fait un nom dans la science par ses élèves et ses travaux. Il jouit de la réputation d'opérateur adroit et ingénieux. J'avoue que c'est avec un véritable chagrin que j'appris son absence de Berlin. J'allai néanmoins voir le dispensaire, où je trouvai les médecins adjoints (*Assistenzärtzte*), ou aides de M. Græfe, qui m'accueillirent avec bienveillance. Je restai pendant tout le temps que durèrent les consultations, pour pouvoir apprécier la manière de traiter de M. Græfe; car ses élèves étaient sans doute imbus de ses préceptes et continuaient en partie les traitements commencés par lui.

J'avoue que la thérapeutique du dispensaire de Berlin n'est pas tout à fait la mienne. Pendant les deux heures que j'ai vu passer sous nos yeux un assez grand nombre de malades, je n'ai vu prescrire aucun révulsif, et à un seul individu un médicament interne. On est ici presque exclusivement oculiste, et l'on croit pouvoir guérir toutes les maladies des yeux par les moyens locaux. On incise, on excise, on scarifie, on cautérise, on instille, on insuffle, etc. Ce n'est pas à Berlin seulement que cette manière de voir a des partisans.

Vous savez, mon cher collègue, qu'elle n'est pas conforme à mes opinions. Je suis trop convaincu de l'influence des dyscrasies internes sur les manifestations oculaires, pour ne pas avoir recours bien souvent à des traitements généraux. Je crois aussi qu'on a souvent tort d'assaillir l'œil coup sur coup de moyens violents ; les altérations de cet organe, les inflammations entre autres, de même que celles des organes internes, ont besoin d'un certain temps pour passer à la résolution.

Je vis au dispensaire deux individus opérés de pupille artificielle, et dont l'œil non opéré était à l'état normal. Je m'informai s'il ne résultait pas de la nouvelle pupille un trouble de la vue, les deux yeux étant ouverts. On me répondit que cela arrivait, mais qu'alors on faisait porter devant l'œil opéré un verre noir. Le malade, à la place d'un bénéfice, retire de l'opération une gêne ; dans des cas de ce genre, je crois l'opération contre-indiquée.

En médecine, chacun a ses opinions qu'il croit les meilleures et qu'il appuie sur des faits. C'est ce qui doit nous rendre bien modestes et bien circonspects dans le jugement que nous portons sur les autres. Je ne veux donc que constater que ma manière de traiter est différente de celle que j'ai vu suivre au dispensaire de M. GRÆFE. Je n'en rends pas moins justice au talent reconnu du jeune professeur, et je lirai certainement avec plaisir le travail sur le strabisme qu'il doit publier incessamment à la tête d'un nouveau journal d'oculistique, comme tout le monde a lu avec intérêt ce que M. GRÆFE a déjà écrit sur le même sujet.

Je ne vous entretiendrai pas de la visite que je fis au docteur BOEHM, qui a écrit un bon ouvrage sur le strabisme et qui s'occupe plus particulièrement de l'emploi des lunettes. Cette question est trop spéciale pour vous intéresser beaucoup.

Je ne vous parlerai pas non plus, mon cher ami, de ce qui n'est pas médical, quoique notre science soit si vaste qu'elle touche à presque tout, et que même les jouissances que nous procurent les œuvres d'art s'y rattachent. L'hygiène les réclame ; elles réveillent l'imagination et délassent le cerveau fatigué par des études d'un autre genre. Je me borne à vous souhaiter, lorsque vous irez à Berlin, d'avoir comme nous à votre disposition un dimanche, pendant lequel il fasse un temps affreux qui vous em-

pêche d'aller voir Postdam ou Charlottenbourg, voir même le
Thiergarten. Vous passerez alors une journée délicieuse en visi-
tant les musées de Berlin. La richesse et la belle disposition du
musée égyptien vous frapperont surtout, mais vous resterez stu-
péfait d'admiration devant les magnifiques fresques de Kaulbach.

Vous irez peut-être le soir entendre *Fidélio*, ou la *Norma*, ou
Guillaume Tell, et vous aurez complété la somme des jouissances
artistiques possibles dans une journée.

Mais partons pour Dresde. C'est aujourd'hui un petit voyage
de six heures. Avant de l'entreprendre, je tiens cependant à ter-
miner cette lettre. Vous ne m'en voudrez pas si par là j'impose
à votre amitié l'obligation d'en lire une troisième.

Berlin, le 25 septembre 1854.

Votre tout dévoué collègue, V. Stoeber.

TROISIÈME LETTRE.

Dresde. — Leipzig.

Mon cher collègue,

C'est en me rendant au débarcadère du chemin de fer de
Dresde, que j'ai jeté à la poste ma dernière lettre.

En m'éloignant de la capitale de la Prusse, en traversant ces
plaines sans ondulations, qui ne sont remarquables que par les
batailles qui y ont été livrées, je reportai mes réflexions sur les
causes qui ont fait déchoir de son rang la faculté de médecine
de Berlin. Il y a trente ans, elle occupait la première place en
Allemagne; qui oserait soutenir qu'aujourd'hui elle n'a pas été
dépassée par des facultés rivales? C'est du moins là l'opinion
générale en Allemagne. Et cependant les anciennes institutions

existent toujours ; elles ont même été perfectionnées. On ne peut nier qu'il n'y ait à Berlin quelques professeurs distingués. Ce qui paraît manquer, c'est l'ardeur avec laquelle on pousse la science dans d'autres universités; c'est la tendance physiologique imprimée à la médecine ; c'est l'infusion d'un sang jeune dans un corps un peu âgé, c'est-à-dire l'introduction dans la faculté de jeunes travailleurs. On a laissé partir des jeunes gens zélés qui depuis se sont fait un nom dans la science; on a négligé de s'en adjoindre d'autres que des facultés rivales ont eu le bon esprit de s'attacher. Pour rendre à la faculté de médecine de Berlin son lustre d'autrefois, il faudrait, de la part du ministre qui dirige les affaires médicales, le sentiment des besoins actuels et la volonté d'y satisfaire.

Pendant que j'avais été ainsi livré à mes réflexions, le wagon s'était à peu près vidé; plusieurs officiers en étaient descendus ; il ne restait avec nous qu'un médecin militaire de l'armée prussienne. J'en profitai pour compléter les renseignements que j'avais pris à Berlin sur l'état de la chirurgie militaire dans ce pays. Le confrère qui faisait route avec nous se trouvait heureusement très au courant de la question. Son père avait publié un ouvrage sur l'organisation du service de santé militaire, et lui-même se proposait de recueillir les lois et arrêtés qui régissent la matière dans les différents pays. Il écouta avec intérêt les renseignements que nous pûmes lui donner sur les modifications introduites depuis quelques années dans l'organisation médicale militaire en France ; et en revanche il nous développa les règlements en vigueur dans la monarchie prussienne.

Vous, mon cher ami, qui avez appartenu à la médecine militaire, vous apprendrez sans doute avec autant d'intérêt que moi, qui n'ai pas eu cet honneur, comment ce corps se recrute en Prusse, comment il s'instruit, et quelle est la position hiérarchique et pécuniaire de chacun de ses membres.

Les officiers de santé militaires sont, ou des médecins civils qui ont demandé à entrer dans ce service, ou des élèves de ce qu'on appelle vulgairement la *Pépinière*. On donne ce nom à un établissement existant à Berlin, et qui reçoit les jeunes gens qui se destinent à la médecine militaire. Ces élèves sont casernés et n'ont dans l'établissement même que des répétitions et des conférences. Pour leur instruction proprement dite, ils sont obligés de suivre les cours et les cliniques de la faculté. Ils restent dans la Pépinière pendant trois années , et en sortent pour être logés à la Charité , où ils font pendant un an le service d'externes et d'internes. Avant d'être placés dans les régiments, ils se font recevoir docteurs et passent l'examen d'état qui donne le droit de pratiquer la médecine dans toute son étendue, ou ils se bornent à obtenir le diplôme de chirurgien de première classe. Ces derniers cependant restent toujours dans les grades inférieurs , et beaucoup d'entre eux finissent par se faire recevoir docteurs. Tous les élèves de la Pépinière ont dû prendre l'engagement de servir dans l'armée pendant quatre années après avoir terminé leur scolarité.

Je ne crois pas que nous ayons quelque chose à envier à la Prusse sous le rapport de l'instruction des médecins militaires. Nos jeunes aides-majors n'ont pas été casernés pendant quatre années, mais ils ont étudié pendant cinq années, ils sont tous docteurs, et ils ont passé par un concours qui élimine les plus faibles.

Nos médecins militaires ont assez l'habitude de se plaindre de leur sort. Je suis le premier à soutenir que les services qu'ils rendent et les études que nécessite leur état leur donnent le droit de pouvoir s'élever aussi haut que celui qui a passé deux années à Saint-Cyr, et dont le reste de la vie est employé à monter la garde et à faire faire l'exercice à ses soldats. Mais je trouvais que les améliorations introduites depuis quelques années avaient rendu la position du médecin militaire en France meilleure qu'elle ne l'est dans d'autres pays. J'ai donc été étonné en lisant, il y a quelques mois , dans un feuilleton signé par un médecin militaire, qu'en Prusse ces fonctionnaires étaient bien plus heureux. Je connaissais l'ancienne organisation; j'en conclus que la nouvelle avait réalisé l'âge d'or pour le service de santé militaire en Prusse , et je me proposai de m'en informer; c'est ce que j'ai fait.

Nos médecins militaires se plaignent surtout de ne pas être assimilés, et ils envient le sort de leurs collègues des autres pays qui jouissent de l'assimilation. Quand on appartient à l'armée, il y a certainement de l'avantage à savoir quel rang on occupe dans la hiérarchie militaire ; on sait qui l'on doit saluer et quels sont ceux qui vous doivent le salut ; dans les cérémonies publiques, on sait quelle est la place qu'on devra occuper. Mais que sont ces avantages en comparaison de ceux de la solde, de la retraite et de l'âge auquel on est mis à la retraite. Sous ce rapport, nos confrères de l'armée se trouveraient bien mal du régime prussien. Si nous assimilons nos médecins militaires d'après cette base, nous trouvons que les membres du conseil de santé marchent de pair avec les généraux de brigade ; les médecins principaux seront des colonels et des lieutenants-colonels ; les aides-majors auraient rang de capitaines. En Prusse, le plus haut grade, occupé par un seul, est celui de lieutenant-colonel ; puis viennent dix *Feldstabsœrzte*, qui ont rang de major. Quant au grade par lequel on commence, en sortant de l'école pratique de la Charité, c'est celui de sous-lieutenant, avec un peu moins de 700 fr. d'appointements.

L'avancement est-il peut être plus rapide qu'en France ? Le médecin militaire qui faisait route avec nous prétendait qu'on n'arrivait d'ordinaire au grade de médecin de régiment, ou médecin-major, que vers l'âge de cinquante ans. D'ailleurs, il est évident qu'il doit y avoir peu de chances d'avancement en Prusse, les grades élevés étant peu nombreux. Si en France, sur 1000 à 1200 médecins militaires, il y a 6 généraux de brigade (permettez-moi l'assimilation) et 80 colonels et lieutenants-colonels, il n'y a en Prusse, sur 5 à 600 médecins militaires, qu'un seul lieutenant-colonel et 10 majors.

Cet état de choses est-il donc si enviable, si supérieur au régime français ? Quant à moi, je suis loin de souhaiter à nos confrères de l'armée l'assimilation prussienne. Et si leur dévouement et leur zèle peuvent prétendre à de plus grands avantages encore, il n'en est pas moins vrai que, dans ces dernières années, on a beaucoup amélioré leur position, et qu'aujourd'hui elle se trouve supérieure à celle des médecins militaires de la plupart, sinon de toutes les armées de l'Europe.

Pour être juste envers la Prusse, je signalerai cependant, avant de quitter ce sujet, l'organisation de son service médical régimentaire. Chaque régiment, chaque bataillon même, étant en garnison, a son hôpital, dans lequel les malades sont soignés par les médecins du régiment. Si l'État ne possède pas de bâtiment destiné à cet usage, il en loue un. Il en résulte que les soldats sont toujours et partout traités par les mêmes médecins, et que ceux-ci ne peuvent oublier leurs études pratiques.

Vous voyez, mon ami, que même dans l'organisation de la médecine militaire qui, à mon avis, est meilleure en France qu'ailleurs, on trouve cependant dans d'autres pays certains détails à approuver ou à imiter.

Notre conversation avec le médecin militaire prussien nous avait conduit agréablement jusqu'à Dresde.

La nuit étant arrivée, nous n'avions pu remarquer le changement qui s'opérait autour de nous. Le lendemain nous pûmes nous convaincre que nous n'étions plus dans la ville aux lignes droites. Berlin et ses rues tirées au cordeau, les sapins qui l'entourent et les soldats prussiens avaient disparu. Nous parcourions des rues moins droites et moins larges, mais entrecoupées de jardins, de boulevards, d'arbres de toute espèce, et nous voyions passer devant nous un bataillon de petits chasseurs à pied commandés par le fils du roi.

Nous montons sur la terrasse qui longe l'Elbe; nous admirons ce beau fleuve; nos regards restent longtemps fixés sur ce pont renommé, témoin muet, mais éloquent, et de nos triomphes et de nos désastres. La vue s'arrête enfin à l'entrée de la Suisse saxonne, dont nous apercevons les premières assises, couronnées par les deux châteaux que le prince Adalbert de Prusse y construit avec un luxe tout royal.

Demandez à un touriste quelles sont les villes les plus intéressantes de l'Allemagne, il vous citera Dresde pour sa situation, ses richesses artistiques, son caveau vert, ses Rubens, ses Corrège, ses Titien, son Opéra. Vous savez que je ne fais pas fi de ces jouissauces; mais je vous ai promis des notes sur une excursion médicale, je ne dois donc pas vous conduire à l'Opéra.

J'avais à voir d'anciens amis, MM. D'AMMON et HEDENUS, praticiens très-répandus et bien connus dans la science, le premier, par ses ouvrages d'ophthalmologie, d'hydrologie et de diététique des nouveau-nés; le second, par son *Traité de la glande thyroïde*. Je ne voulais pas passer par Dresde sans faire la connaissance du docteur WELLER, dont le *Traité d'ophthalmologie*, traduit dans toutes les langues, a plus fait pour la vulgarisation des études ophthalmologiques qu'aucun autre ouvrage. Je désirais voir M. WARNATZ, médecin de l'institut des jeunes aveugles, auteur de bons mémoires sur la cataracte noire, le glaucome, etc.; enfin M. ZEIS, chirurgien en chef de l'hôpital, connu par ses travaux chirurgicaux et ophthalmologiques.

Je fus assez heureux de rencontrer ces confrères, les uns chez eux, M. ZEIS à l'hôpital.

Vous avez dû remarquer, comme moi, mon cher collègue, qu'en voyage il y avait un grand avantage à être médecin. On arrive dans une ville, on n'y connaît personne, il suffit de se rendre à l'hôpital à l'heure de la visite, de dire qu'on est médecin étranger, pour être reçu avec égards et pour être mis au courant de tout ce que l'on désire savoir relativement à la médecine, aux institutions médicales, voire même aux curiosités de la ville.

Je visitai donc l'hôpital avec le docteur Zeis Cet établissement ne présente rien de particulier. C'est une ancienne propriété nobiliaire, entourée d'un vaste parc, et qui a servi de résidence à Napoléon lors de la campagne de Saxe. On y voit sa chambre à coucher, et la pièce où il s'est d'abord douté de la prochaine défection de l'Autriche, parce qu'ayant laissé tomber sa plume devant Metternich, celui-ci ne s'est pas empressé de la ramasser.

Les salles sont hautes, bien aérées, contenant huit à douze lits. Ce qui m'a frappé, parce que je ne l'avais pas encore vu ailleurs, c'est que chaque lit a son cordon de sonnette ; le malade est obligé de sonner pour faire venir l'infirmier ou l'infirmière, qui ne couchent point dans les salles. Il y a cependant bien des malades qui ne sont pas en état de sonner.

Dresde n'est pas le siége d'une faculté de médecine. On n'aurait pas osé enlever à Leipzig son antique corps enseignant. Mais, pour donner un léger dédommagement à la capitale, on y a établi une école secondaire de médecine (*académie médico-chirurgicale*). Quatre professeurs y sont attachés, et elle possède une clinique interne, une clinique externe et une maternité. Cette école est destinée à former des médecins de second degré et des chirurgiens militaires ; car dans ce royaume on n'exige pas le doctorat des médecins de l'armée ; et il y en a peu qui possèdent ce titre.

Les médecins inférieurs formés par l'école secondaire de Dresde se sous-divisent en deux classes : les praticiens (*medicinæ practici*) et les chirurgiens. Les premiers sont autorisés à exercer toutes les branches de la médecine, mais seulement à la campagne ; le séjour des villes leur est interdit. Les chirurgiens, au contraire, peuvent s'établir partout, mais ne *doivent* exercer que la chirurgie ; on prétend cependant qu'ils empiètent sur la médecine.

Ces deux classes de médecins secondaires passent leurs examens à Dresde ou à Leipzig. Ceux qui veulent s'établir dans la moitié orientale de la Saxe, sont examinés à Dresde ; Leipzig est chargé de ceux de la moitié occidentale. Mais, comme les facultés sont toujours plus sévères dans leurs réceptions que les écoles secondaires, il est arrivé que la partie orientale de la Saxe est surchargée de médecins du second ordre qui occupent toutes les communes importantes de 2 à 3000 habitants et empêchent les docteurs de s'y établir ; tandis que ceux-ci dominent dans la partie occidentale, protégés qu'ils sont par la sévérité de la faculté de Leipzig.

Cette question de plusieurs ordres de médecins et de deux classes d'établissements enseignants, les facultés et les écoles secondaires, est agitée dans bien des pays et reçoit des solutions diverses. J'ai cherché à m'informer des résultats obtenus dans la Saxe, et des opinions d'hommes compétents sur ce sujet.

A Dresde, on croit à l'utilité de l'école et des médecins secondaires ; à Leipzig, au contraire, on nie l'utilité de l'une et des autres. J'ai entendu des médecins étrangers aux deux institutions, par conséquent non intéressés dans la question, soutenir cette dernière opinion. L'un d'eux prétendait que ces écoles secondaires étaient des demi-facultés, donnant une demi-instruction à de futurs demi-médecins, pour lesquels il faudrait créer des demi-malades. Voyez, disait-il, ce qui arrive et ce que l'expérience a démontré. On crée des écoles secondaires chargées de donner l'instruction aux futurs officiers de santé (je me sers de ce terme comme représentant les différentes expressions usitées en Allemagne pour désigner les médecins de second ordre), et on leur donne le droit de les recevoir. Il en résulte que ces écoles sont intéressées à créer des officiers de santé et qu'elles chercheront toujours à engager les jeunes gens dans cette voie. Aussi verrez-vous les écoles secondaires entourées d'officiers de santé, tandis que vous en trouverez peu dans le rayon des facultés ; et cependant, dans la plupart des pays, le nombre des docteurs serait suffisant, ou le deviendrait bientôt, si les officiers de santé ne leur faisaient concurrence. Vous verrez toujours aussi les écoles secondaires s'opposer à toutes les mesures qui tendent à renforcer les études et à exiger des connaissances plus fortes de ceux qui entrent dans la carrière.

C'est là à peu près le résumé de ce que me disait le médecin saxon. Notre confrère n'avait pas été en France ; lorsque je lui eus exposé notre organisation médicale, il renouvela ses objections, et il prétendit que de faire commencer la médecine dans les écoles préparatoires à des jeunes gens non bacheliers qui se destinent au doctorat, c'était tendre à augmenter le nombre des officiers de santé, car beaucoup de ces élèves deviennent plus tard trop étrangers aux sciences et aux lettres pour pouvoir passer l'examen du baccalauréat. Je laisse à notre confrère saxon la responsabilité de ses opinions sur nos institutions françaises ; l'expérience se fait ; elle prononcera.

Pendant que M. STOLTZ allait voir la maternité et le professeur qui y loge, je visitai de mon côté l'institution des jeunes aveugles, une des plus florissantes qui existent. Je trouvai en M. GEORGI, le directeur, un homme instruit et aimable, qui paraît se faire un plaisir de montrer un établissement dont il peut être fier.

Il y a une trentaine d'années qu'un certain nombre de philanthropes, surtout des médecins, se réunirent pour créer un établissement qui devait avoir le double but de donner l'instruction aux jeunes aveugles et de procurer les soins médicaux aux individus affectés de maladies oculaires. Des souscriptions furent recueillies, et bientôt l'avenir de l'établissement fut assuré. Mais on ne tarda pas à s'apercevoir qu'il y avait de l'inconvénient à réunir ceux qui exigeaient des soins médicaux à ceux qui, étant condamnés à une cécité incurable, demandaient à être instruits et moralisés. On sépara le dispensaire de l'institut des jeunes aveugles. Bientôt aussi le gouvernement, reconnaissant l'utilité de ce dernier établissement, le prit en partie à sa charge, et donna à une portion des sommes réunies par les souscriptions volontaires, les donations, les legs, une destination particulière, sous le nom de fonds de secours.

Le *dispensaire* a continué à prospérer. C'est lui qui a formé, sous l'impulsion d'AMMON, cette école ophthalmologique de Dresde, dont sont sortis de beaux travaux. Je vous ai nommé déjà les principaux travailleurs, j'aurais pu y ajouter BAUMGARTEN, mort trop jeune pour la science ; M. BEGER, et peut-être d'autres encore dont les noms m'échappent. Espérons que ces confrères, la plupart jeunes encore, continueront à soutenir la réputation de Dresde, comme centre scientifique, sous le rapport de l'ophthalmologie.

L'institution des jeunes aveugles est située à une petite distance de la ville. C'est un bâtiment à deux étages qui contient 90 élèves. Aucun des enfants n'est reçu gratuitement, excepté ceux qui obtiennent les bourses créées par un bienfaiteur. Les autres paient pension ou sont admis aux frais des communes.

Comme dans tous les établissements de ce genre, on enseigne aux élèves leur religion, la lecture, l'écriture, le calcul, l'histoire et la géographie, la gymnastique. Ils apprennent à chanter et à jouer d'un ou de plusieurs instruments ; mais on ne pousse pas cette étude très-loin, car on ne veut pas qu'elle serve plus tard de gagne-pain, et que les élèves de l'institution parcourent le pays comme musiciens ambulants. On le leur défend formellement lorsqu'ils sortent de l'établissement, et s'ils contreviennent à cette injonction, ils renoncent à tout secours ultérieur.

Les travaux manuels auxquels on astreint les élèves, et qui doivent plus tard subvenir à leurs besoins, sont la corderie, la fabrication de sangles, et surtout le tressage de paniers. Les filles font les paniers fins, tressent la paille et tricotent.

Ce qui distingue l'institution de Dresde de toutes les autres, c'est l'existence d'un fonds de secours et la manière dont il est géré. M. GEORGI soutient que peu d'aveugles parviennent à vivre de ce qu'ils peuvent gagner, si on ne leur vient en aide, soit par des secours en argent, soit par d'autres moyens. C'est à cela qu'est employé le fonds de secours constitué par les capitaux dus aux souscriptions volontaires, aux dons, aux legs. Lorsqu'un élève sort de l'établissement de Dresde, on lui achète ordinairement, sur le fonds de secours, les outils de sa profession, les matières premières dont il a besoin pour commencer son industrie. Est-il plus tard gêné dans ses affaires, le fonds de secours est là pour le soutenir, soit par un don, soit par un prêt. Cet élève a-t-il de la peine à placer les produits de sa fabrication, il s'adresse au directeur de l'institution qui les vend à des artisans de Dresde ou à des négociants qui les expédient en Amérique. D'autres fois un élève manque-t-il de matières premières pour sa fabrication, c'est encore au directeur de l'institution qu'il s'adresse, et qui, achetant ces objets par grandes quantités, les obtient à des prix bien inférieurs à ceux que sont obligés de payer les ouvriers qui achètent en détail et à crédit.

C'est ainsi que le directeur devient l'âme, le factotum de toute cette colonie d'aveugles. Ils s'habituent à s'adresser à lui, même pour les objets de première nécessité, le bois, les pommes de terre, le blé. Il en résulte une certaine tutelle, qui ne peut qu'être salutaire à la moralité et au bien-être des anciens élèves de l'institution.

Cette organisation m'a paru si bien entendue, si bien mise en pratique par l'homme distingué qui dirige l'établissement des jeunes aveugles de Dresde, que je n'ai pu m'empêcher de vous en parler, connaissant surtout l'intérêt que vous prenez à tout ce qui peut améliorer le sort des malheureux.

Mon séjour à Dresde ne devait pas se prolonger. J'avais promis à mon ami, le p ofesseur RUETE à Leipzig, de passer quelques jours dans cette ville, et je tenais à y faire, avec lui et avec le docteur COCCIUS, des explorations au moyen des ophthalmoscopes inventés par ces confrères. M. STOLTZ n'avait pas le même intérêt à séjourner trois jours à Leipzig; il résolut donc de faire une petite excursion à Prague et de me rejoindre deux jours après.

J'arrivai à Leipzig au plus fort de la foire. Il était difficile de se loger; les hôtels étaient encombrés. Le maître de l'Hôtel-de-Bavière, en considération sans doute de mon petit volume, me casa dans une maison du voisinage; en entrant dans mon nouvel appartement, il me semblait qu'on avait pris mesure sur mon corps. A cette époque de l'année, presque toutes les maisons sont transformées en chambres garnies; les habitants qui, d'ordinaire, sont très-largement logés, se retirent alors dans une ou deux pièces des mansardes, et louent le reste à des prix fort élevés. Il y a à Leipzig un règlement qui exige que, dans certaines maisons servant à loger un grand nombre de ménages, il y ait une chambre dans laquelle on dépose les cadavres, lorsqu'il y a un décès dans la maison; il est défendu de se servir de cette pièce à tout autre usage. En temps de foire, on ne respecte rien, et on se loge dans la salle des morts.

S'il est curieux de voir une ville disparaître derrière les étalages et les boutiques, la circulation être empêchée par des monceaux de marchandises de toute espèce, on a cependant bien vite assez de ce brouhaha, surtout lorsqu'on a les goûts calmes comme vous et moi. Une fois que j'étais logé, ce vacarme ne m'a plus gêné; je trouvais à Leipzig les hommes que je comptais y rencontrer, et les institutions que je tenais à voir.

L'*université* jouit d'une ancienne réputation. Elle tient beaucoup aux traditions, aux formes, au latin. Elle paraît cependant tenir aussi à avoir des hommes distingués : CLARUS, mort récemment, et OPPOLTZER, aujourd'hui professeur à Vienne, ont jeté du lustre sur la clinique de Leipzig, et le choix de MM. WUN-DERLICH et RUETE prouve que la faculté de médecine ne craint pas d'appeler à elle de jeunes talents.

J'avais rencontré à Gœttingue bon nombre de professeurs et de médecins de Leipzig : les anatomistes et physiologistes WE-BER; les ophthalmologistes RUETE, RITTERICH, COCCIUS; j'allais voir encore les cliniciens JOERG, WUNDERLICH, GÜNTHER.

Ma première visite fut pour l'institut ophthalmologique. Pour y aller, je passai à côté d'une petite place sur laquelle j'aperçus accroupi et dans une position peu gracieuse une statue ayant un papier à la main. On aurait pu représenter ainsi LEROY ou MOR-RISSON; je m'approchai : c'était HAHNEMANN! Pauvre homme ! sur mille personnes qui passent, à peine s'il y en a une qui jette un regard de son côté ou qui se détourne pour aller le voir. Afin de le consoler, je voudrais qu'on condamnât à un pèlerinage à Leipzig les quelques marquises qui ont encore recours à l'homéo-pathie pour ne pas être traitées comme le commun des martyrs !

S'il est pénible de voir que des membres de notre belle pro-fession tombent quelquefois dans des aberrations comme HAH-NEMANN, nous avons le droit de nous consoler par l'esprit de bienfaisance qui anime généralement le corps médical. Sous ce rapport, la Saxe peut être fière de ses médecins : ceux de Dresde créent une institution pour le traitement et l'éducation des aveugles ; à Leipzig, un de nos confrères parvient, à force de charité et de zèle, à établir un petit hôpital pour le traitement des maladies des yeux.

En 1820, le professeur RITTERICH, voyant que ses propres ressources ne pouvaient suffire à défrayer les nombreux malades indigents qui s'adressaient à lui pour être délivrés de maux d'yeux, résolut de créer pour eux un hôpital et un dispensaire. A cet effet, il quêta auprès de ses amis et connaissances, et par-vint à réunir une somme suffisante pour louer un local et y ou-vrir un petit service ophthalmologique. M. RITTERICH s'adjoignit alors quelques-uns des souscripteurs pour former un comité qui est parvenu à réunir un capital assez considérable pour bâtir, en 1835, le plus joli établissement de ce genre qui existe.

La maison de santé pour les maladies des yeux (Heilanstalt für Augenkranke) est un édifice simple, mais de bon goût, situé à la limite de la ville, et ayant vue sur la promenade et la forêt du Rosenthal. L'établissement possède un jardin spacieux, destiné non à cultiver des choux, mais à offrir aux malades un lieu de promenade salutaire et agréable. A cet effet, on a établi des charmilles, de l'ombrage pour ceux qui craignent un jour trop vif, et des chemins moins couverts pour les malades qui ont besoin de chaleur et d'un air plus sec.

Le bâtiment se compose d'un rez-de-chaussée et de deux étages. Au rez-de-chaussée se trouve le dispensaire ; une salle d'attente, une salle de consultations et de cours, une chambre pour le médecin. Dans la salle des consultations, j'ai vu avec intérêt une vitrine contenant une belle collection d'instruments d'oculistique ; c'est certainement une des plus riches qui existent. Il y a en outre une petite pharmacie, une armoire contenant les registres, une machine électrique, une pile galvanique, etc. Le portier occupe le reste du rez-de-chaussée.

Au premier sont les malades pauvres : huit lits pour les hommes et autant pour les femmes ; chaque sexe a son réfectoire. Au second se trouve le logement du médecin en second et des chambres particulières pour les malades payants.

M. Ritterich, qui a créé l'établissement et en a été pendant longues années le médecin, a pris récemment sa retraite. Dans ce moment, M. le professeur Ruete est médecin en chef, et M. Coccius, médecin en second.

Le dispensaire de cette maison est fréquenté par à peu près 3000 malades par an; ils y reçoivent des conseils et des médicaments, et on retient dans l'établissement les cas les plus graves. Cette clinique et les cours d'ophthalmologie qui se font dans le même local sont très-suivis par les élèves et se rattachent par conséquent à l'enseignement de la faculté.

J'ai assisté deux fois aux consultations, et j'ai été très-satisfait de trouver qu'en général la manière de traiter de MM. Ruete et Coccius était conforme à la mienne et s'éloignait considérablement de celle adoptée à Berlin.

Je connaissais M. Ruete d'ancienne date, et je savais que son amitié m'était acquise; mais je n'avais qu'entrevu M. Coccius à Gœttingue, et je n'avais pas le droit de m'attendre à l'affabilité et aux prévenances dont j'ai été l'objet de sa part. M. Coccius m'a montré les instruments dont il avait parlé à Gœttingue ; ce sont deux pinces cachées formées par des tiges qui glissent l'une sur l'autre; l'une de ces pinces est destinée à extraire des corps étrangers ou des fragments de la capsule cristalline de la chambre antérieure; l'autre pince sert à fixer l'œil en saisissant la conjonctive.

Grâce à MM. RUETE et COCCIUS, j'ai pu voir avec leurs ophthalmoscopes des altérations très-curieuses du corps vitré et de la rétine, entre autres quelques-unes de celles si magnifiquement représentées dans le bel atlas de M. RUETE sur les maladies des yeux. La présence d'un jeune docteur de Zurich, qui arrivait de Vienne muni d'un ophthalmoscope du docteur ZEHENDER, nous a permis de comparer ces différents instruments.

Je crois vous avoir montré, il y a un ou deux ans, l'ophthalmoscope du professeur RUETE. Vous vous rappellerez que c'est un instrument d'optique au moyen duquel on parvient à voir éclairées les parties profondes de l'œil, le corps vitré et la rétine, qui d'ordinaire sont soustraites à notre vue. Ces instruments ont été diversement modifiés; les uns, ceux de RUETE, de DONDERS, sont grands et ont l'avantage d'être fixes, car on les pose sur une table; les autres, ceux de COCCIUS, HELMHOLTZ, ZEHENDER, ANAGNOSTAKIS, perdent cet avantage, mais sont portatifs.

J'ai trouvé les ophthalmoscopes en usage dans toutes les villes que j'ai visitées; on s'en sert dans la clinique chirurgicale de Gœttingue, tout aussi bien qu'au dispensaire de M. GRÆFE. Pour en retirer tout l'avantage possible, il faut une certaine habitude qui ne s'acquiert que par l'expérience; sous ce rapport, il en est de ce mode d'investigation comme de ceux au moyen du microscope, du stéthoscope et d'autres instruments. L'ophthalmoscope ne deviendra sans doute jamais aussi usuel que l'auscultation; on ne peut cependant se dispenser de l'employer lorsqu'on s'occupe avec quelque soin de l'étude des maladies des yeux. Il faudra se garder alors de tomber dans la faute, commise si souvent par l'école anatomique : d'attribuer toujours le trouble fonctionnel à la lésion organique appréciable, et de considérer trop facilement comme incurables certaines affections, parce qu'elles s'accompagnent de changements plus ou moins notables dans la structure des parties. On observera des dilatations des vaisseaux de la rétine, des exsudations sur cette membrane, et on leur attribuera sans hésiter l'amaurose dont se plaint le malade. J'ai même vu , il y a peu de temps, des confrères distingués de Paris rapporter une cécité complète à une légère obnubilation du corps vitré qu'ils avaient cru apercevoir au moyen de l'ophthalmoscope ! N'attribuons pas à l'instrument les erreurs du raisonnement.

M. le professeur Ruete m'a montré chez lui deux autres instruments de son invention, et que je ne connaissais que par la description qu'il en avait publiée ; ce sont l'optomètre et l'ophthalmotrop. Le premier est destiné à mesurer la portée de la vue et le degré de myopie ou de presbytie ; l'autre démontre le mécanisme des mouvements du globe oculaire, et particulièrement l'usage des muscles obliques. Les deux instruments remplissent parfaitement leur but.

Je rencontrai chez M. Ruete le professeur Ludwig, de Zurich, ainsi que quelques professeurs de philosophie et de sciences mathématiques, et des médecins de Leipzig. On parla de Gœttingue, et M. Ludwig, qui en revenait, nous dit qu'il avait beaucoup regretté de n'avoir pas pu y rester plus longtemps pour assister à la lecture de M Wagner sur le système nerveux. Le professeur de Gœttingue avait pour ainsi dire provoqué M. Ludwig à ouvrir une discussion sur le siége et la nature de l'âme ; il considérait sans doute ce dernier comme le représentant des doctrines matérialistes. Cette discussion, qui n'avait pas eu lieu à Gœttingue, s'ouvrit dans le cabinet de M. Ruete. Les opinions s'entrechoquèrent ; mais, en définitive, la victoire me parut rester à M. Ludwig qui soutenait que la physiologie manquait des données préliminaires indispensables pour déterminer la nature de l'âme ; que, par conséquent, cette question était jusqu'à présent physiologiquement insoluble. Les interlocuteurs n'avaient, à la vérité, ni la science ni l'autorité de M. R. Wagner, qui aurait pu donner à cette discussion une tout autre portée. C'était d'ailleurs entre deux cigarres qu'on approfondissait ainsi les problèmes les plus élevés des connaissances humaines.

L'hôpital Saint-Jacques, que je visitai le lendemain, est composé de deux corps de bâtiments, l'un ancien, l'autre nouveau. Le premier ne répond plus aux exigences modernes ; il est destiné à être remplacé tôt ou tard par un bâtiment analogue à celui qui constitue la partie neuve de l'hôpital. Cet édifice, situé entre cour et jardin, est bien bâti ; la cage d'escalier est belle ; de larges corridors vitrés, ayant vue sur des jardins, peuvent servir de promenoirs; les salles sont spacieuses et ne contiennent qu'une quinzaine de lits. Chaque malade a sa chaise et sa table de nuit, qui sert en même temps de commode. En un mot, cette partie neuve de l'hôpital, si elle n'est pas perfectionnée comme la Charité de Berlin, est cependant très-satisfaisante.

Tout l'hôpital contient de deux à trois cents lits et sert à l'enseignement clinique.

Je trouvai à l'amphithéâtre M. Günther, professeur de clinique chirurgicale. J'appris de lui qu'il y avait à peu près 120 étudiants en médecine à Leipzig; que les études anatomiques se faisaient avec zèle, et que les cadavres, dont le nombre fourni par l'hôpital eût été insuffisant, arrivaient à Leipzig des maisons de détention de la moitié occidentale de la Saxe. En outre, tous les suicidés sont également livrés à l'amphithéâtre. Il en résulte une assez grande abondance de cadavres. M. Günther en reçoit 60 à 70 pendant le semestre d'été, pour ses leçons de médecine opératoire.

Quoique Leipzig ait eu et possède encore des anatomistes distingués, on n'y a jamais tenu à créer de riches collections anatomiques et anatomico-pathologiques. Ce qui existe à l'université et à l'hôpital ne peut soutenir la comparaison avec ce qu'on voit dans la plupart des grandes universités allemandes.

M. Wunderlich, professeur de clinique médicale, n'étant pas à l'hôpital lors de ma visite, je me présentai chez lui. Ce jeune professeur, connu par ses travaux sur le sang, par le journal qu'il publia conjointement avec M. Roser, et par son grand ouvrage de pathologie interne, unit à des connaissances étendues un abord si facile et si affable, qu'on s'explique aisément que, dès son arrivée à Leipzig, il a dû conquérir la confiance du public. Je promis à M. Wunderlich d'aller le voir à l'hôpital le lendemain avec M. Stoltz, qui devait me rejoindre dans la soirée.

Je ne pouvais me dispenser de présenter mes devoirs au professeur Ritterich, un des vétérans de l'ophthalmologie, le créateur du bel établissement dont je vous ai entretenu. Ce vénérable confrère, qui a rendu tant de services à la classe nécessiteuse, partage aujourd'hui son temps entre ses malades, sa maison de campagne et une collection de tableaux qui renferme plusieurs toiles des grands maîtres.

Je devais une visite aussi au docteur Winter, le rédacteur

principal des *Annales de* Schmidt, qui paraissent à Leipzig. Vous savez que ce journal est le recueil le plus complet de tout ce qui se publie dans le domaine de notre science; qu'il est pour ainsi dire indispensable à tous ceux qui, s'occupant d'une question spéciale, veulent co naître ce que, dans les dernières vingt à trente années, on a publié sur ce sujet. J'avais rencontré M. Winter chez le professeur Ruete, et j'ai trouvé en lui un confrère d'une érudition considérable et d'une grande obligeance.

Notre collègue Stoltz étant revenu de Prague, nous commen_çâmes notre journée du 30 par une visite à la Maternité ; établissement nouvellement bâti, servant de clinique d'accouchements aux étudiants et aux élèves sages-femmes. Le professeur de la clinique d'accouchements nous en fit les honneurs. M. Joerg est, sans doute, le Nestor des accoucheurs, et j'avoue que, malgré le respect que m'inspire ce vénérable confrère, je ne puis m'empêcher de regretter qu'un homme qui a formé tant d'élèves, qui s'est fait un nom honorabl: dans la science par ses nombreux écrits, ne se décide pas à se reposer sur ses lauriers. Savoir se retirer à temps est d'une sage politique pour tout professeur; et, lorsqu'on est accoucheur et qu'on a quatre-vingts ans, on risque que la force physique ne fasse défaut, lors même que la puissance intellectuelle serait encore suffisante.

C'est avec le plus grand plaisir que je me suis entretenu avec M. Joerg de son fils, Edouard Joerg, un de mes anciens amis, qui, s'étant expatrié pour raison politique, a profité de son long séjour à la Havane et dans la partie méridionale des Etats-Unis, pour écrire un bon livre sur les maladies des régions tropicales et tout récemment un guide hygiénique de l'émigrant.

Après avoir visité l'école d'accouchements dans tous ses détails, après avoir inspecté son arsenal, sa collection de bassins et ses pièces pathologiques conservées dans l'alcool, nous prîmes congé de M. Joerg ; nous avions rendez-vous à l'hôpital.

M. Wunderlich était occupé à faire l'autopsie d'un individu mort du typhus. Cette maladie si rare sur le continent depuis les grandes épidémies de 1807, 1814 et 1815, au point qu'elle était confondue avec la fièvre typhoïde par beaucoup de médecins, paraissait s'être réfugiée en Angleterre et surtout en Irande, où j'ai visité un hôpital destiné uniquement à ces malades. Depuis quelques années cependant le typhus reparaît de tous côtés. Vous savez qu'il règne à Strasbourg dans la maison de correction, et, peu de temps avant mon départ, j'ai eu à traiter deux sœurs de charité qui paraissent l'avoir pris dans les salles de la clinique interne. A Leipzig, le typhus n'est pas rare. Durant l'année scolaire qui vient de s'écouler, M. WUNDERLICH en a eu quarante à traiter à la clinique de la faculté ; dans le même espace de temps, il a reçu dans les salles cent fièvres typhoïdes.

Comme il y a encore des confrères qui doutent de la non-identité des deux maladies, vous apprendrez peut-être avec intérêt quelles sont les opinions du professeur de Leipzig. Pour lui, il n'y a pas de doute sur la différence des deux maladies ; mais au début elles sont souvent difficiles à distinguer. Le typhus, que M. WUNDERLICH appelle *exanthémateux*, s'accompagne souvent, mais pas toujours, d'une éruption bien plus considérable à la face et au tronc qu'on ne l'observe dans la fièvre typhoïde. Cette éruption se manifeste ordinairement le sixième jour. Les symptômes cérébraux sont prédominants dans le typhus, les abdominaux manquent ou se bornent à une légère diarrhée. Mais c'est surtout par sa marche que se distingue le typhus, il se développe plus vite et diminue plus rapidement que la fièvre typhoïde. Il est aussi plus contagieux que cette dernière.

S'il est souvent difficile de diagnostiquer la maladie au début, M. WUNDERLICH croit cependant toujours pouvoir la reconnaître avant la fin ; et lorsque l'issue a été malheureuse, l'autopsie a constamment confirmé le diagnostic, en montrant l'altération intestinale dans la fièvre typhoïde, et l'absence de cette lésion dans le typhus. L'autopsie, à laquelle nous assistions, corrobora les assertions du professeur ; il avait prédit que l'intestin serait intact, et, en effet, aucune trace d'inflammation ni d'ulcération ne put être découverte.

Après nous avoir introduits dans les différentes salles de son service, M. WUNDERLICH nous fit voir une belle collection de planches qu'il fait faire d'après un procédé peu dispendieux et qui représentent les cas les plus curieux observés à la clinique et à l'amphithéâtre.

Nous prîmes congé de notre aimable et savant collègue, en regrettant que nos rapports eussent été si courts.

Mon temps avait été si bien rempli à Leipzig par les occupations médicales, que je n'avais pas songé à voir les curiosités de la ville. J'avais passé mes soirées trop agréablement pour regretter l'Opéra ; et je n'aurais pas voulu renouveler les impressions pénibles que m'avait causées, en 1826, l'aspect du champ de bataille de. Leipzig, du haut de la tour, et les explications du gardien sur la position des armées, sur la place où Poniatowsky s'était précipité dans l'Elster, et sur toutes les péripéties de ces journées néfastes. Mais nous pouvions encore disposer d'une heure. On m'avait beaucoup engagé à ne pas quitter Leipzig sans avoir visité le musée Schletter ; et M. le docteur WINTER avait eu la complaisance de nous en faciliter l'entrée. Cette galerie de tableaux a été léguée par M. Schletter à la ville avec l'hôtel qui la renferme. Si jamais vous passez par Leipzig, ne manquez pas de vous y faire introduire. Car, si au haut de la tour l'aspect du champ de bataille vous serrera le cœur, vous redresserez fièrement la tête en entrant au musée Schletter. Le nombre des toiles n'y est pas considérable, mais ce ne sont, pour ainsi dire, que des chefs-d'œuvre de l'école française moderne ; et n'y eut-il que le Napoléon, de Paul Delaroche ; la Vue du Mont-Rose, par Calame, et un Moïse sauvé des eaux, par un peintre français dont le nom m'échappe, que la fibre la moins artistique se sentirait ébranlée.

Mais la locomotive souffle déjà, la foule encombre les bureaux et se précipite dans les voitures de ce convoi monstre qui, par un singulier effet de construction du chemin de fer, conduit en même temps les voyageurs qui vont au nord et ceux qui se rendent vers le sud. Nous qui allons à Francfort, nous nous trouvons avec des voyageurs qui vont à Berlin. C'est à Halle qu'on se sépare ; et à peine s'est-on quitté, qu'on se trouve à cent lieues les uns des autres.

Nous arrivons à Francfort à neuf heures du matin ; en continuant, nous pouvions être chez nous à quatre heures de l'après-midi. Mais ce dimanche, 1er octobre, était une magnifique journée ; nous désirions voir les bains de Soden et l'amitié nous attirait vers Hombourg. Un soleil radieux, paraissant vouloir couronner cette dernière journée d'un agréable voyage, nous décida à ajourner au lendemain notre retour dans nos pénates. Nous prîmes donc le chemin de Soden.

Moins chargées de principes minéralisateurs que ses voisines de Hombourg et de Nauheim, les eaux salines de Soden risqueraient fort d'être abandonnées, si la situation de ce petit village, sa proximité de Francfort, par la voie ferrée, ne lui procuraient certains avantages. En voyant ce joli pays, si bien abrité du côté nord par la chaîne du Taunus, qui s'élève brusquement comme un rempart contre les vents qui pourraient troubler cet air si doux, en admirant les beaux sites qui l'environnent, on conçoit que les banquiers de Francfort aient parsemé ses alentours de leurs maisons de campagne, et que les habitants moins fortunés de cette belle ville aillent le dimanche se reposer à Soden des travaux de la semaine. Sous le rapport médical, nous trouvons que le séjour de Soden est avantageux aux malades qui ont besoin d'eaux salines, et dont la constitution délicate ou l'irritabilité des organes respiratoires demande un air doux et s'accommoderait mal de l'air vif qui règne à Hombourg et à Nauheim.

Quelques heures passées à Soden nous suffirent pour apprécier les avantages que peuvent offrir ses eaux. Nous prîmes une voiture pour aller à Hombourg. J'étais moins désireux de voir les améliorations, les embellissements qu'on y avait faits, que de serrer la main à un ami, le docteur Trapp. Nous fûmes cruellement déçus; notre ami commun venait, par une apoplexie foudroyante, d'être enlevé à une famille intéressante et à un pays qui lui doit en partie sa prospérité. Il n'y a pas un an que Trapp m'entretenait encore des efforts qu'il faisait pour obtenir un forage qui mit Hombourg en possession d'une source saline thermale. Ses concitoyens se rappelleront ce qu'il a fait pour eux, et les nombreux malades qui, de tous les pays de l'Europe, sont venus se confier à son expérience, lui garderont un pieux souvenir.

Nous, pour qui la dernière étape avait été la tombe d'un ami, nous achevions tristement un voyage qui nous avait procuré tant de jouissances. Francfort nous paraissait silencieux; les montagnes de la Forêt-Noire et leur végétation dorée par l'automne et un soleil encore chaud, nous semblaient moins belles que d'ordinaire, et c'est avec un indicible plaisir que nous vîmes poindre à l'horizon la flèche de notre antique cité.

Aujourd'hui que je suis retourné à mes occupations ordinaires, je me hâte de vous adresser, à vous qui êtes encore loin, ces dernières impressions de voyage; je craindrais, en trop tardant, d'en voir l'empreinte s'effacer en partie de ma mémoire, au milieu de toutes ces autres impressions qui constituent la vie du médecin praticien.

Veuillez, mon cher ami, ne pas refuser à cette dernière lettre la même indulgence que vous avez accordée aux deux premières, et recevoir l'assurance de mes sentiments tout dévoués.

Strasbourg, le 3 octobre 1861.

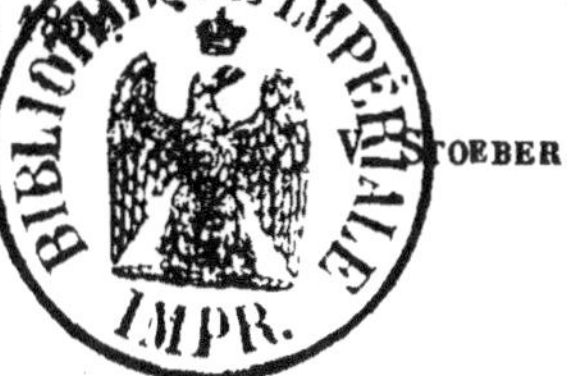

V. STOEBER.

www.ingramcontent.com/pod-product-compliance
Lightning Source LLC
LaVergne TN
LVHW050640060726
842527LV00004B/1400

* 9 7 8 2 3 2 9 2 7 5 5 1 2 *